AME 科研时间系列医学图书 1B053

胸外科电子病历管理

名誉主编：张　逊
主　　编：姜　杰　于修义　耿国军
副 主 编：汤明坤　赵　敏　陈　坚
　　　　　石思恩　郭伟溪　黄继义

中南大学出版社
www.csupress.com.cn
·长沙·

AME
Publishing Company

图书在版编目（CIP）数据

胸外科电子病历管理/姜杰，于修义，耿国军主编. —长沙：中南大学出版社，2020.3

ISBN 978 - 7 - 5487 - 3980 - 7

Ⅰ.①胸　Ⅱ.①姜...　②于...　③耿...　Ⅲ.①胸腔外科学—病案—管理—研究　Ⅳ.①G655

中国版本图书馆CIP数据核字（2020）第032596号

AME 科研时间系列医学图书 1B053

胸外科电子病历管理
XIONGWAIKE DIANZI BINGLI GUANLI
姜　杰　于修义　耿国军　主编

□丛书策划	郑　杰　汪道远
□项目编辑	陈海波　廖莉莉
□责任编辑	陈海波　孙娟娟　江莘妍
□责任校对	石曼婷
□责任印制	易红卫　潘飘飘
□版式设计	林子钰　胡晓艳
□出版发行	中南大学出版社
	社址：长沙市麓山南路　　　邮编：410083
	发行科电话：0731-88876770　传真：0731-88710482
□策 划 方	AME Publishing Company 易研出版公司
	地址：香港沙田石门京瑞广场一期，16 楼 C
	网址：www.amegroups.com
□印　　装	天意有福科技股份有限公司

□开　　本	710×1000　1/16	□印张 8.5	□字数 167 千字　□插页 2
□版　　次	2020 年 3 月第 1 版	□2020 年 3 月第 1 次印刷	
□书　　号	ISBN 978 - 7 - 5487 - 3980 - 7		
□定　　价	128.00 元		

编者风采

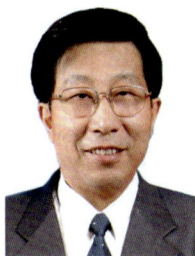

名誉主编：张逊 主任医师，天津医科大学教授、博士研究生导师、享受国务院政府特殊津贴的专家

天津市胸科医院

中国医师协会胸外科医师分会名誉会长、中华医学会胸心血管外科学分会副主任委员、全国卫生产业企业管理协会健康服务适宜技术分会副会长、全国卫生产业企业管理协会健康服务适宜技术分会专家委员会首席专家、全国医师定期考核胸外科医师专业编委会主任、吴阶平医学基金会肿瘤医学部主任委员、天津市医学会胸外科学分会主任委员、《中华胸心血管外科杂志》副主编、《中国胸心血管外科临床杂志》副主编、*Journal of Thoracic and Cardiovascular Surgery*（中文版）副主编、《食管外科电子杂志》副主编。

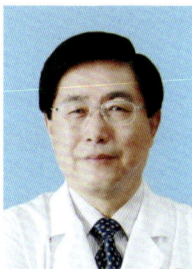

主编：姜杰 医学博士，主任医师，厦门大学附属第一医院院长、厦门大学医学院副院长、教授、博士研究生导师，厦门市拔尖人才、享受国务院政府特殊津贴的专家，中国医师奖、优秀医院院长获得者

厦门大学附属第一医院

中国医师协会智慧医疗专业委员会副主任委员、中国医师协会常务理事、中国医师协会胸外科医师分会常务委员兼副总干事，海峡两岸医药卫生交流协会胸外科专业委员会主任委员，海峡两岸医药卫生交流协会医药管理专业委员会副主任委员，福建省医师协会副会长、福建省海峡医药卫生交流协会会长、福建省胸心外科学会副主任委员，厦门市医学会副会长、厦门市医师协会会长、厦门市胸心外科学会主任委员。

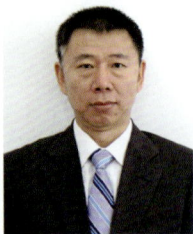

主编：于修义　副教授，主任医师、医学博士、硕士研究生导师

厦门大学附属第一医院

现任福建省海峡两岸医药卫生交流协会闽赣胸外科协作组主任委员、厦门市医学会胸心外科分会主任委员、福建省海峡医药卫生交流协会胸部肿瘤分会副会长、福建省中西医结合学会胸外科分会副主任委员、中国医药教育协会胸外科专业委员会副主任委员、海峡两岸医药卫生交流协会胸外科分会常务委员兼总干事、福建省医学会胸心血管外科分会常务委员、福建省医学会胸外科分会委员、中国医疗保健国际交流促进会胸外科分会委员、中国妇幼保健协会妇幼微创专业委员会小儿胸外微创学组委员、海峡两岸医药卫生交流协会海西医药卫生发展中心委员、中国医师协会胸外科医师分会福建省工作部常务委员、福建省胸外科内镜医疗质量控制中心成员、《中国卫生标准管理》杂志福建省编辑委员会特约编委、《中国微创外科杂志》编委等。

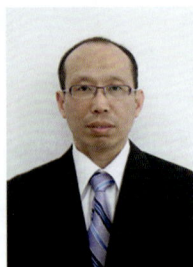

主编：耿国军　副主任医师，副教授，医学博士，硕士研究生导师

厦门大学附属第一医院

厦门大学附属第一医院胸外科副主任、福建省医学会胸外科分会委员会青年委员会副主任委员、福建省医学会胸心血管外科学分会委员会青年委员会副主任委员、福建省海峡医药卫生交流协会闽赣胸外科协作组副主任委员、海峡两岸医药卫生交流协会肿瘤防治专家委员会胸部肿瘤专业学组秘书长、海峡两岸医药卫生交流协会胸外科分会常委兼副总干事、中国医师协会智慧医疗专业委员会青委会委员、海峡两岸医药卫生交流协会台海医学发展委员会委员、中国妇幼保健协会妇幼微创专业委员会小儿胸外微创学组委员福建省医学会胸外科学分会委员会委员、福建省医师协会胸外科医师分会委员会委员；福建省医学会胸外科学分会委员会肺癌学组委员、福建省抗癌协会食管癌专业委员会委员、福建省抗癌协会肺癌专业委员会青年委员、福建省医学会创伤学分会委员、福建省中西医结合学会胸外科分会委员会常务委员、厦门市医师协会胸外科医师分会委员会常务委员兼副总干事、厦门市医学会胸心外科分会常务委员兼秘书、《中国微创外科杂志》编委、《中国胸心血管外科临床杂志》编委。

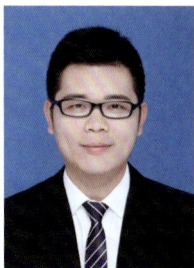

副主编：汤明坤 办公室秘书

厦门大学附属第一医院

厦门大学附属第一医院体检部医生、HIMSS 办公室秘书、海峡两岸医药卫生交流协会台海医学专业委员会青年委员会秘书，曾参与医院信息化建设工作，对于智慧医院、人工智能建设具有一定的经验。

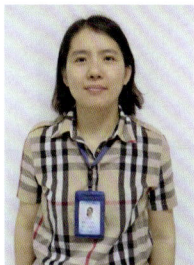

副主编：赵敏 计算机中心主任

厦门大学附属第一医院

厦门大学附属第一医院计算机中心主任，从事医疗信息化10年，任海峡医学会信息学会秘书长、任厦门资讯协会副会长、厦门市生殖医学会委员、厦门市信息协会委员。

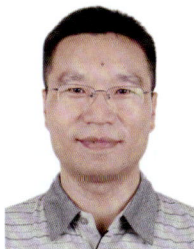

副主编：陈坚 计算机博士

智业软件股份有限公司

中国卫生信息标准专委会委员，专注研究医疗信息和标准，主持完成3项国家及市级课题，发表论文10多篇，参编《电子病历技术与应用》等专著2部。获福建省和厦门市科技进步奖各1项。

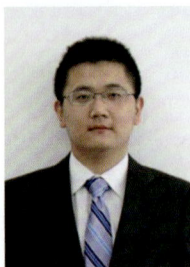

副主编：石思恩 医学博士、主治医师

厦门大学附属第一医院

海峡两岸医药卫生交流协会胸外科专业委员会青年委员、福建省海峡两岸医药卫生交流协会闽赣胸外科协作组委员、中国医药教育协会胸外科专业委员会青年委员学组委员，曾获得"厦门大学附属第一医院胸外科专科电子病历系统 V1.0"等 5 个计算机专利著作权。

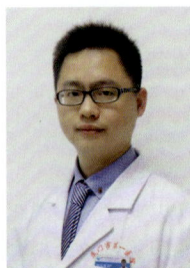

副主编：郭伟溪 医学硕士、主治医师

厦门大学附属第一医院

海峡两岸医药卫生交流协会第一届胸外科专业委员会青年委员学组委员、吴阶平医学基金会交感神经外科专业委员会第一届委员、福建省中西医结合学会胸外科分会肺癌外科学组委员、福建省海峡两岸医药卫生交流协会闽赣胸外科协作组委员、厦门市医师协会肿瘤医师分会青年委员会肺癌学组委员。从事临床工作近10年，擅长肺癌、肺小结节、食管癌、食管良性肿瘤、肺大泡、支气管扩张症、纵隔肿瘤、手汗症、胸部外伤等胸外科常见疾病的外科治疗。

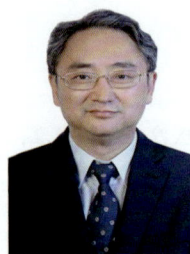

副主编：黄继义 主任医师、教授、硕士生导师

厦门大学附属第一医院

厦门大学附属第一医院副院长，厦门市第五医院院长，厦门市泌尿中心副主任，厦门市人大代表、民进厦门市委副主委厦门市拔尖人才，"中国医师奖"获得者，"中国十大院管专家"获得者。兼任世界华人肾脏医师协会秘书长、海峡两岸医药卫生交流协会台海医学发展委员会副主任、中国医师协会肾内科医师分会委员、中国医疗保健国际交流促进会肾脏病防治分会委员等学术要务。

丛书介绍

很高兴，由AME出版社、中南大学出版社联合出品的"AME科研时间系列医学图书"，如期与大家见面！

虽然学了4年零3个月医科，但是，仅仅做了3个月实习医生，就选择弃医了，不务正业，直到现在在做医学学术出版和传播这份工作。2015年，毕业10周年。想当医生的那份情结依旧有那么一点，有时候不经意间会触动到心底深处……

2011年4月，我和丁香园的创始人李天天一起去美国费城出差，参观了一家医学博物馆——马特博物馆（The Mütter Museum）。该博物馆隶属于费城医学院，创建于1858年，如今这里已经成为一个展出各种疾病、伤势、畸形案例，以及古代医疗器械和生物学发展的大展厅，展品逾20 000件，其中包括战争中伤者的照片、连体人的遗体、侏儒的骸骨以及人体病变结肠等。此外还有世界上独一无二的收藏，比如一个酷似肥皂的女性尸体、一个长有两个脑袋的儿童的颅骨等。该博物馆号称"Birthplace of American Medicine"。走进一个礼堂，博物馆的解说员介绍宾夕法尼亚大学医学院开学典礼都会在这个礼堂举行。当时，我忍不住问了李天天一个问题：如果当初你学医的时候，开学典礼在这样的礼堂召开的话，你会放弃做医生吗？他的回答是：不会。

2013年5月，参加英国医学杂志（BMJ）的一个会议，会议之后，有一个晚宴，BMJ为英国一些优秀的医疗团队颁奖，BMJ的主编和BBC电台的著名节目主持人共同主持这个年度颁奖晚宴。令我惊讶的是，BMJ给每个获奖团队的颁奖词，从未提及该团队过去几年在什么大牛杂志上发表过什么大牛论文，而是关注这些团队在某个领域提高医疗服务质量，减轻病患痛苦，降低医疗费用等方面所作出的贡献。

很多朋友好奇地问我，AME是什么意思？

AME的意思就是，Academic Made Easy, Excellent and Enthusiastic。2014年9月3日，我在朋友圈贴出3张图片，请大家帮忙一起从3个版本的AME宣传彩页中选出一个喜欢的。最后，上海中山医院胸外科的沈亚星医生竟然给出一个AME的"神翻译"：欲穷千里目，快乐搞学术。

AME是一个年轻的公司，拥有自己的梦想。我们的核心价值观第一条是：Patients Come First！以"科研（Research）"为主线。于是，2014年4月24日，我们的微信公众号上线，取名为"科研时间"。"爱临床，爱科研，也爱听故事。我是科研时间，这里提供最新科研资讯，一线报道学术活动，分享科研背后的故事。用国际化视野，共同关注临床科研，相约科研时间。"希望我们的AME平台，能够推动医学学术向前进步，哪怕是一小步！

如果说酒品如人品，那么，书品更似人品。希望我们"AME科研时间系列医学图书"丛书能将临床、科研、人文三者有机结合到一起，像西餐一样，烹调出丰富的味道，搭配出一道精美的佳肴，一一呈现给各位。

汪道远

AME出版社社长

序言

　　实现信息化强国，医疗卫生健康领域信息化是重要组成部分。完善人口健康信息服务体系和健康医疗大数据应用是实现医疗健康信息化的关键。因此，医院的电子病历也就成为上述内容的重要载体和途径。

　　电子病历的使用大大提高了医疗质量和效率，促进了医学信息共享。我国自推行电子病历以来，取得了巨大的成效。第一代电子病历以文本式录入模板为主要特点，第二代则为半结构化文档形式，当前，正朝着向全结构化文档、自然语言处理方向发展，这是符合时代要求的。

　　中国医师协会胸外科医师分会推出了我国胸外科疾病标准化诊疗术语，意在从行业规范上解决胸外科领域诊疗术语不统一问题。由厦门大学附属第一医院姜杰教授团队编辑的《胸外科电子病历管理》，将标准化术语维护进入计算机系统，建立标准化数据库，并进行模块化、结构化设计，形成行业电子病历规范模板，并在国内多家医院应用，取得积极的成果。在编撰及推广应用中，及时向国家卫生主管部门汇报，得到了有力指导和帮助。此书对于促进行业电子病历的规范应用，为今后我国胸外科领域临床大数据融合、利用与转化都打下了坚定的基础。将对进一步推广胸外科疾病风险模型预测、肺部影像AI实践、疾病队列研究等领域的应用，发挥重要作用。

中国医师协会会长 张雁灵

2020年1月

目　录

第一章　引言

　　2009年3月国务院下发《中共中央国务院关于深化医药卫生体制改革的意见》（中发〔2009〕6号），启动新一轮医疗改革，文件中明确提出：建立实用共享的医药卫生信息系统。在医院中，以医院管理和电子病历为重点，推进医院信息化建设。电子病历系统逐步成为医院信息系统建设的核心内容。

　　国外医院电子病历的发展轨迹是自专科电子病历向全院电子病历发展的。现在，将各专科系统进行整合是其面对的关键难点。美国从20世纪60年代开始开发电子病历，经过一段市场自由化的发展，寻找到了电子病历发展的必经之路——标准化。美国电子病历标准化代表着国际先进水平。中国经过近几年电子病历标准的加紧建设，基本能够满足现阶段深化医疗改革对电子健康档案和以电子病历为核心的区域医疗信息化建设及综合管理应用的紧迫需要。

　　随着医疗体系的深化改革，医院也全面实现了现代化管理。病历记载着患者的各种信息，每天产生的电子病历量非常大，这项管理成本也较高，增加了医疗机构的负担。随着现代技术创新发展，在医院信息化发展过程中，电子病历也不断被认可，得到普及与推广。我国新医改明确提出"以医院管理和电子病历为重点，推进医院信息化建设"和国家卫生健康委员会（原卫生部）印发《电子病历系统功能应用水平分级评价方法及标准》的要求，电子病历成为医疗卫生信息化最热门的话题和重点建设项目。

　　越来越多的医院从业者认识到真正的电子病历不是一个简单的信息系统，而是一个高度复杂且具有极高临床知识含量的医疗业务支持系统，并向医疗流程的信息化覆盖。一个良好的电子病历系统能实现医院内部和外部的互操作，能够极大提高医疗效率和质量，既能服务临床又能服务科研，为患者的健康精细化科学管理奠定了坚实基础。

　　要建立互联互通、高度共享的电子病历系统，标准化是推动力，也是前提。各临床科室数据迥异，多学科协作工作流程烦琐，如何做到整合、互联，需要实现电子病历在医疗机构间语法上和语义上的互操作性。这些问题的解决之道便在于电子病历的标准化。

另外，数据要运用于临床，提供辅助决策，提供平台数据，服务科研和日常运营管理，电子病历数据的结构化分析与研究也逐步受到医疗从业人员的青睐，成为医学领域研究的一项重要工作。

第二章　电子病历概述

第一节　电子病历的概念

国家卫生健康委会2009年12月发布的《电子病历基本架构与数据标准》中将电子病历（electronic medical record，EMR）定义为由医疗机构以电子化方式创建、保存和使用的，重点针对门诊、住院患者（或保健对象）临床诊疗和指导干预信息的数据集成系统，是居民个人在医疗机构历次就诊过程中产生和被记录的完整、详细的临床信息资源。

国际电子病历协会（The Computer-based Patient Record Institute，CPRI）将电子病历的定义为获取、存储、处理、保密、安全、传输、显示患者有关医疗信息的技术。

美国医学研究所将电子病历的定义为以电子化方式管理的个人终身健康状态和医疗保健信息，可以在医疗中作为主要的信息来源替代纸质病历，并能够满足所有诊疗、法律和管理的需求。

美国医疗卫生信息和管理系统协会（Healthcare Information and Management Systms Society，HIMSS）将电子病历的定义为一个安全、实时、在诊疗现场的、以患者为中心的、服务于医生的信息资源。电子病历为医生赋予了随时随地访问患者健康信息的能力，并提供循证医学决策支持的功能来辅助医生决策；能自动优化医生工作流程，并弥补导致医疗延误和医疗脱节的沟通和响应阻碍；也能支持非直接用于医疗的数据采集，包括计费、质量管理、绩效报告、资源计划、公卫疾病监控和报告等。

尽管不同机构的定义有所不同，但基本明确电子病历应该包含内容和功能两个方面，而且从内涵来说，电子病历并不是一个特定独立的信息系统，而是

3

一类系统的集合，是在各类临床信息系统的基础上，集合各数据源而形成的一个医疗信息服务体系。在具体系统展现上，可以是医生工作站、护理工作站、患者门户等多种形式。电子病历的发展正向着满足临床和管理的智慧化方向发展。

第二节　电子病历的发展现状

一、国外的电子病历发展现状

美国是率先应用电子病例的国家。1960年，以美国麻省总医院为代表，开发门诊电子病历并投入使用。在电子病历的发展中具有里程碑意义的是20世纪80年代中期美国政府为退伍军人事务部开发的分散式医院通讯信息系统（decentralize hospital communication program，DHCP），分散式医院通信系统实现了所有退伍军人的医疗信息共享，至今仍有很大的应用价值。1991年，美国国家科学院医学研究所发表了题为《CPR是医疗保健的基本技术》的研究报告，该报告总结了美国30年来实现病历记录计算机化的经验，全面论述了心肺复苏（CPR）发展的各个方面，提出了推动CPR的多项建议。1997年美国总统克林顿制定了政府电子病历行动计划，把电子病历作为全民健康保障的重要措施，并于1999年设立政府电子病历课题。2004年，美国总统布什在众议院的年度国情咨文中，把建立电子健康记录（electronic health record，EHR）的目标概括为"将健康记录计算机化，我们可以避免严重的医疗事故，降低医疗费用，提高医疗水平"，要求在10年内确保绝大多数美国人拥有共享的EHR。美国还准备以EHR（包含个人终身健康状况和医疗保健信息）为基础，建立国家健康信息体（national health information infrastructure，NHII）。2010年，美国政府对电子病历系统的推广设定了从2011年开始的4年规划，到2015年，没有部署电子病历以及不能证明"有意义地使用电子病历"的医生和医院将面临减少医疗保险补偿的惩罚。

为了客观评价医疗机构信息化建设水平，美国HIMSS分析提出了一套评价医疗机构实施EMR水平的模型，这个模型被称为EMR收集模型，它可以评价从单一的科室系统到完整的无纸化EMR环境各个信息化建设阶段。该模型中评价等级被分割为如图2-1所示的8个阶段，以及要达到某个阶段（该阶段包含所有的必须被实际运行的应用，只有在所有低级的阶段达到目标之后才会考虑更高级的阶段是否达到目标）；一个医院只要在某一个单一的医疗服务环境（比如一个病区、一个科室）中实现了在该阶段中3~6个能力要求就可以达到这个阶段，具体标准如下：

HIMSS Analytics EMRAM 住院（急诊）电子病历应用模型	
级别	电子病历应用模型累积能力要求
7	全面的电子病历；外部健康信息交换；数据分析能力，治理，灾备，隐私与安全
6	基于技术手段的药品、输血和母乳闭环管理系统；风险评估与报告
5	医生文书，含结构化模板；入侵监测、设备保护
4	电子医嘱，含临床决策支持（CDS）功能；护理和辅助科室文书；基本业务连续性
3	护理和辅助科室文书；电子用药记录（eMAR）；基于角色的信息安全
2	临床数据中心（CDR）；内部互操作性；基本信息安全
1	3个主要医技科室系统全部上线，包括检验科、药房和放射科系统；医学影像存档与通信系统（PACS）及行心医学影像存档与通信系统（XYPACS）；非DICOM格式影像存储
0	3个主要医技科室系统部分或全部未上线

图2-1 HIMSS Analytics EMRAM(住院急诊）电子病历应用模型

1. 住院（急诊）分级标准要求：

0级：医院3个主要医技科室系统部分或全部未上线（检验科、药房和放射科）。

1级：医院3个主要医技科室系统全部上线运行（检验科、药房和放射科）。图像存档和传输系统（picture archiving and communication systems，PACS）全面上线，医生通过内网调阅医学影像资料，全面取代影像胶片。非DICOM格式影像资料以患者为中心方式存储。

2级：主要临床医技系统具备内部互操作性，并将数据汇入一个临床数据中心（clinical data repository，CDR）或者多个高度整合的数据存储，临床工作者可通过一个统一的用户界面无缝调阅所有医嘱、结果、放射影像。CDR或多个整合存储包含受控医学字典，利用临床决策支持（clinical decision support，CDS）规则引擎对医嘱进行审核，进行基础性的冲突查验。在本级，文书图像系统数据可接入CDR。医院具备针对物理接触、合理使用、移动设备安全、加密、杀毒软件、防恶意病毒软件和数据销毁的制度和技术能力。

3级：50%以上的护理和辅助科室文书（如生命体征记录单、三测单、护理记录、护理任务、护理计划等）完成实施并接入CDR（医院确定百分比算法）。急诊科也应具备上述系统功能，但不计入50%比例要求。电子用药记录（electronic medication administration record，eMAR）上线。实现基于角色的系统使用管控。

4级：50%以上的医嘱由具有医嘱权限的临床工作人员使用计算机化医生医嘱录入系统（computerized physician order entry，CPOE）下达。利用临床决策支持规则引擎为电子医嘱提供基础性的冲突查验，医嘱自动加入护理和CDR功能模块。急诊也使用CPOE，但不计入50%比例要求。护理和辅助科室文书上线比例达到90%以上（不包括急诊）。有条件的地区，医生可获取国家或地区患者数据库数据，为其临床决策提供支持（如用药信息、影像学资料、免疫接种史、检验结果等）。在发生系统宕机时，临床工作者可获得患者的过敏信息、问题/诊断清单、用药信息和检验结果等。该等级具备网络入侵监测系统，发现可能的网络入侵；为护理提供二级临床决策支持功能，包括循证护理规范（如风险评估分数触发护理任务建议）。

5级：所有的医生文书（如病程记录、会诊记录、出院小结、问题/诊断清单等）实施并达到全院50%的覆盖率，其中包括结构化模板和离散数据。急诊科也应设施，但不纳入50%比例要求。医院可追溯并报告护理的医嘱完成及时性。具备入侵防御系统，不仅能发现可能的攻击，并能对攻击进行防御。可识别属于医院的移动设备，并对其进行授权进入内网操作，在设备丢失时可对设备进行远程擦除。

6级：采用技术手段实现用药、输血、母乳，以及检验血液标本采集和追溯的闭环流程。上述闭环流程全院覆盖率达50%以上。急诊也应实现相应的闭环流程，但不计入50%比例要求。利用eMAR和必要的技术手段，与CPOE、药房和检验科系统进行整合，最大限度确保执行流程和结果的安全性。利用更高水平的CDS功能，进行用药"5个正确"和输血、母乳和检验标本的其他正确性核查。至少具有1例由医生文书触发的、针对临床路径/组套和临床结局的高级CDS功能，其形式采用变异和依从性提示（如VTE风险评估触发相应的VTE临床组套建议）。具有移动设备安全制度，并覆盖使用者的个人设备。医院每年开展风险评估，并向其治理单位提交报告，以采取相应措施。

7级：医院不再使用纸质病历开展和管理患者照护，其电子病历系统包含离散数据、文书图像和医学影像。利用数据仓库技术分析临床数据中的趋势，以改进医疗质量、患者安全和诊疗效率。可通过标准化电子交互与有权对患者进行诊疗的所有单位和个人共享临床信息，或实现健康信息交换（即同处于数据分享环境中的其他非关联医院、诊所、业急性诊疗机构、用人单位、支付方和患者）。医院具备本院各诊疗层级（如住院、门诊、急诊和自有或托管诊所）之间的病历小结数据连续性。医生文书和CPOE覆盖率达到90%以上（不包括急诊），闭环流程覆盖率达到95%以上（不包括急诊）。

级别	电子病历应用模型累积能力要求
7	完整的EMR；对外HIE，数据分析能力，治理，灾备
6	高级临床决策支持；主动式诊疗管理，结构化消息
5	个人健康档案，在线患者门户
4	CPOE，利用结构化数据实现EMR可及性以及内外数据共享
3	电子消息，电子病历完全取代纸质病历，护理和辅助科室文书和临床决策支持
2	初步建立CDR，包含医嘱和结果数据，诊间使用计算机，院外可调阅结果
1	台式电脑调阅临床信息，非结构化数据，多个数据源，部门间/非正式的消息
0	纸质病历

HIMSS Analytics O-EMRAM（门诊）电子病历应用模型

图2-2　HIMSS Anlytics O-EMRAM（门诊）电子病历应用模型

2. 门诊分级标准要求：

0级：医院3个主要医技科室系统部分或全部未上线（检验科、药房和放射科）。

1级：3个主要医技科室系统全部上线运行（检验科、药房和放射科）。PACS系统全面上线，医生通过内网调阅医学影像资料，全面取代影像胶片。非DICOM格式影像资料以患者为中心方式存储。

2级：主要临床医技系统具备内部互操作性，并将数据汇入一个临床数据中心（CDR）或者多个高度整合的数据存储，临床工作者可通过一个统一的用户界面无缝调阅所有医嘱、结果、放射和心脏放射影像。CDR或多个整合存储包含受控医学字典，利用临床决策支持（CDS）规则引擎对医嘱进行审核，进行基础性的冲突查验。在本级，文书图像系统数据可接入CDR。医院具备针对物理接触、合理使用、移动设备安全、加密、杀毒软件、防恶意病毒软件、数据销毁的制度和技术能力。

3级：50%以上的护理和辅助科室文书（如生命体征记录单、三测单、护理记录、护理任务、护理计划等）完成实施并接入CDR（医院确定百分比算法）。急诊科也应具备上述系统功能，但不计入50%比例要求。电子用药记录（eMAR）上线，实现基于角色的系统使用管控。

4级：50%以上的医嘱由具有医嘱权限的临床工作人员使用电子医嘱（CPOE）下达。利用临床决策支持规则引擎为电子医嘱提供基础性的冲突查验，医嘱自动加入护理和CDR功能模块。急诊也使用CPOE，但不计入50%比例要求。护理和辅助科室文书上线比例达到90%以上（不包括急诊）。有条件的地区，医生可获取国家或地区患者数据库数据，为其临床决策提供支持（如用药信息、影像资料、免疫接种史、检验结果等）。在发生系统宕机时，临床工作者可获得患者的过敏信息、问题/诊断清单、用药信息和检验结果等。具备网络入侵监测系统，发现可能的网络入侵。为护理提供二级临床决策支持功能，包括循证护理规范（如风险评估分数触发护理任务建议）。

5级：全面的医生文书（如病程记录、会诊记录、出院小结、问题/诊断清单等）实施并达到全院50%的覆盖率，其中包括结构化模板和离散数据。急诊科也应实施，但不纳入50%比例要求。医院可追溯并报告护理的医嘱完成及时性。具备入侵防御系统，不仅能发现可能的攻击，并能对攻击进行防御。可识别属于医院的移动设备，并对其进行授权进入内网操作，在设备丢失时可对设备进行远程擦除。

6级：采用技术手段实现用药、输血、母乳，以及检验血液标本采集和追溯的闭环流程。上述闭环流程全院覆盖率达到50%以上。急诊也应实现相应的闭环流程，但不计入50%比例要求。该流程利用eMAR和必要的技术手段，与CPOE、药房和检验科系统进行整合，最大限度确保执行流程和结果的安全性；利用更高水平的CDS功能，进行用药"5个正确"和输血、母乳和检验标本的其他正确性核查；至少具有一例由医生文书触发的、针对临床路径/组套和临床结局的高级CDS功能，其形式采用变异和依从性提示（如VTE风险评估触发相应的VTE临床组套建议）；具有移动设备安全制度，并覆盖使用者的个人设备。医院每年开展风险评估，并向其治理单位提交报告，以采取相应措施。

7级：医院不再使用纸质病历开展和管理患者照护，其电子病历系统包含离散数据、文书图像和医学影像。利用数据仓库技术分析临床数据中的趋势，以改进医疗质量、患者安全和诊疗效率。可通过标准化电子交互与有权对患者进行诊疗的所有单位和个人共享临床信息，或实现健康信息交换（即同处于数据分享环境中的其他非关联医院、诊所、亚急性诊疗机构、用人单位、支付方和患者）。医院具备本院各诊疗层级（如住院、门诊、急诊和自有或托管诊所）之间的病历小结数据连续性。医生文书和CPOE覆盖率达到90%以上（不包括急诊），闭环流程覆盖率达到95%以上（不包括急诊）。

HIMSS利用其数据库对美国的5000多家医院进行了评分，70%多的医院处在0~2阶段，其余的多数集中在第3阶段，只有不到1%的医院可以达到第6阶段。其中，拥有600张床位以上的137家大型医院其平均得分为3.15553，也就是说美国顶级大型医院的信息化建设水平平均处在第3阶段，只有为数不多的几家医院达到了第6阶段，而实现第6阶段的医院中也不是所有的流程中都实现了该阶段所要求的应用，多数机构选择逐步实施，这些EMR只是在部分科室中实现，同时在实现了全电子病历的科室中也不是所有的临床工作人员都使用信息系统，有些流程依然保留了传统手工流程。另外，无线移动医护工作站及腕带系统应用也非常普遍，因为无线和腕带系统可以完全避免身份识别的差错，从而避免吃错药等情况发生。

日本从1990年就开始了对电子病历的研究，开发出一套不同医疗设施间的数据交换规格(medical markup language，MML)，并认可了电子病历的法律地位，将其作为正式的医疗文档。1995年，日本厚生省成立了电子病历开发委员会，当年投入2.9亿日元用于开发EMR。到2006年，日本已经在60%的具有400张床位以上的医院和60%的诊所实现了无纸化电子病历。

据学者调研报告，日本医院的电子病历系统，整合了各种临床信息系统的信息以及各种知识库，操作方便。特别是护士工作站，以时间点为竖轴，用图形化界面从治疗、护理、注射等各个方面全面展示已执行和未执行的各种诊疗事件，可以把各种人为的差错降到最低，患者各种诊疗过程实现完全数字化，医院也完全实现无纸化和无片化。同时还采用笔记本电脑和掌上电脑（personal digital assistant，PDA）实现医生移动查房和护士床旁操作，实现无线网络化。

土耳其2000年投入使用的医院信息系统同分散式医院通信系统基本类似。2005年春，英国卫生部签署了一份为期10年、价值55亿英镑的合同，支持发展电子病历、网上预约、网上处方和PACS。在荷兰，60%以上的家庭医生使用电子病历。阿姆斯特丹的医学中心利用电子病历卡记录肾病患者和器官移植患者的透析情况，允许患者持卡异地透析。英国将电子病历的IC卡普及至孕妇孕期信息记录、产程记录及跟踪观察。加拿大在2010年为50%的人口建立了电子健康档案，并计划在2020年之前覆盖全部人口。

二、国内的电子病历发展现状

基于国家政策的呼吁和现实环境的需要，电子病历的实施和应用已经成为全国医院信息化建设的主题，中国电子病历市场进入高速发展的阶段，并逐渐进入智能化应用领域。1994年，我国国家卫生健康委员会（原卫生部）在第六届医药信息学大会上提出"希望到本世纪末，我国将有若干家医院能够真正实现完整的电子病历系统"。自1999年起，少数医院开始部分使用实验性的EMR，用计算机写病史、下医嘱、开化验单和检查单、查阅病史和患者信息等。2002年10月，国家卫生健康委员会（原卫生部）制定的《全国卫生信息化发展规划纲要（2003—2010年）》指出："三级医院在全面应用管理信息系统的基础上，要创造条件，重点加强临床信息系统的建设应用，如电子病历、数字化医学影像、医生和护士工作站等应用。"2005年4月1日，《中华人民共和国电子签名法》开始实施。2009年4月，《中共中央国务院关于深化医药卫生体制改革的意见》提出以医院管理和电子病历为重点，推进医院信息化建设。2009年12月，《基于健康档案的区域卫生信息平台建设指南(试行)》规范电子病历临床文档数据组合数据元标准以及基础模板和数据集标准。2010年10月，国家卫生健康委员会（原卫生部）发布"电子病历试点工作方案"，按照统筹兼顾东、中、西部地区分布的原则，最终在全国25个省份和新疆生产建设兵团遴选了96家医院，作为国家卫生健康委员会（原卫生部）直接联系的电子病历试点医院，同时确定上海、厦门和无锡等3个城市为区域试点城市。通过开展试点工作，探索建立适合我国国情的电子病历系统。2015年3月，《国务院办公厅关于印发全国医疗卫生服务体系规划纲要（2015—2020年）》提出到2020年，实现全员人口信息、电子健康档案和电子病历三大数据库基本覆盖全国人口并信息动态更新。2016年6月，国务院办公厅印发《关于促进和规范健康医疗大数据应用发展的指导意见》提出到2020年基本实现城乡居民拥有规范的电子健康档案和功能完备的健康卡。2017年2月，国家卫生健康委员会（原国家卫生与计划生育委员会）印发《电子病历应用管理规范（试行）》，进一步规范电子病历的书写和应用规范。

2016年12月，为了进一步加强卫生信息标准推广与应用，国家卫生健康委员会（原国家卫生与计划生育委员会）统计信息中心在委规划与信息司的领导下组织开展医疗健康信息互联互通标准化成熟度测评项目工作，从数据资源标准化建设、互联互通标准化建设、基础设施建设和互联互通应用效果等四个方面对区域卫生信息平台和医院信息平台进行综合测试和评估。通过以测促用、以测促改、以测促建，促进跨机构跨地域互联互通和信息共享。

互联互通标准化成熟度测评内容也对数据资源标准化建设情况提出了要求，包括数据集标准化情况和共享文档标准化情况，对电子病历标准化建设提出了相应的要求。

2018年12月国家卫生健康委员会《关于印发电子病历系统应用水平分级评价管理办法（试行）及评价标准（试行）的通知》要求对已实施以电子病历为核心医院信息化建设的各级各类医疗机构开展电子病历等级评价，到2019年，所有三级医院要达到分级评价3级以上；到2020年，所有三级医院要达到分级评价4级以上，二级医院要达到分级评价3级以上。评价标准将电子病历系统应用水平划分为9个等级，并规范了局部应用情况和整体应用水平评价的评价方法。每一等级的标准包括电子病历各个局部系统的要求和对医疗机构整体电子病历系统的要求。

0级：未形成电子病历系统。1级：独立医疗信息系统建立。2级：医疗信息部门内部交换。3级：部门间数据交换。4级：全院信息共享，初级医疗决策支持。5级：统一数据管理，中级医疗决策支持。6级：全流程医疗数据闭环管理，高级医疗决策支持。7级：医疗安全质量管控，区域医疗信息共享。8级：健康信息整合，医疗安全质量持续提升。

　　通过电子病历等级评价引导电子病历系统开发厂商的系统开发朝着功能实用、信息共享、更趋智能化方向发展，建立适合我国国情的电子病历系统应用水平评估和持续改进体系。

　　截至2018年第1季度，全国7 880个二级及以上公立医院中86.8%建立了规范化的电子病历。共有8265家医疗机构注册并参与数据填报，其中至少完成1次上报的医疗机构有6 952家，其中二级医院4 916家，三级医院1 874家。在已填报的医疗机构中，43.27%的医疗机构能够实现不同部门，甚至不同医疗机构之间的数据共享。

第三节　电子病历存在的问题

中国的电子病历进入了快速发展期，国家的政策、法律、法规等各方的配套支持越来越完善，但同时也存在相对应的一些问题。

一、缺乏统一的信息标准

现代的医疗管理要求就诊信息在不同医院间能进行有效交流，但医院内部患者的编号、各种诊疗和药品等代码均为自定义，患者在各个医院之间的就诊信息不能得到有效共享。软件开发缺少统一的信息标准。我国电子病历需要和医院管理信息系统（Hospital Information System，HIS）、实验室（检验科）信息系统（Laboratory Information System，LIS）、PACS等诸多与临床信息有关的系统进行无缝连接，涉及开放接口、数据互读等问题。缺乏统一的电子病历信息标准不仅影响软件推广，也难以实现不同医院、不同平台系统间资源的共享和与国外同行专家的交流，这将制约电子病历信息技术的发展。

二、医疗文书记录没有"结构化"

医院电子病历在前期的发展过程中，对于结构化的重视不足，文书记录仅体现"电子化"形式，无法自动提取有效信息和进行复杂的数据统计分析，无法适应现代医院精细化管理、医疗健康大数据平台、智能辅助决策和智慧医疗设备等的需要。

三、电子病历基本框架不够规范

国内电子病历基于各医院的开发模式，缺乏统一的标准格式，存在医护记录不一致、病情记录不全、专业内涵不足、参考价值低等缺点。医护人员过分依赖书写模板，会出现盲目复制、粘贴，忽视患者的个体差异性，不能反映患者个体特点和病情动态变化，更难以体现医疗工作质量和内涵。

四、缺乏统一的信息安全机制

电子病历是技术性的数据信息，属于电子数据的一种，在计算机上篡改或删除较容易，且不留痕迹，其证据效力很难保证。对医院来说，防范理念不够，加之黑客专业化，使得日常信息安全威胁面临着巨大挑战和压力。

五、软件功能布局不够合理，未贴近临床工作实际

　　电子病历与临床医务人员息息相关，现行的软件因沟通不对称等原因，部分的功能设计和界面友好度不好，导致操作不熟练，增加了使用的难度。

第四节 电子病历的展望

作为医院信息化建设的核心内容，电子病历正朝着智慧化、标准化、结构化、集成化、自动化、区域共享化的方向发展。

一、电子病历的标准化和结构化

标准化、结构化的电子病历建设是实现以居民个人为主线的临床信息共享和医疗机构协同服务的基础前提。病历的标准化、结构化有助于规范临床路径、实现医疗过程监管，提高智能辅助，扩大区域共享，提高医疗质量。电子病历的标准化有两个层次的含义：一是电子病历系统框架结构、技术路线的标准化；二是病案记录模式及临床术语需要标准化。这就需要在国家层面上，顶层设计电子病历相关规范，统一疾病诊疗标准和电子病历技术标准。要实现以健康档案和电子病历为基础的区域卫生协同，这就需要电子病历必须支持在保持医生原有书写习惯的基础上实现结构化处理。

二、电子病历的区域共享

根据电子病历评级标准要求，整合跨机构的医疗、健康记录、体征检测、随访信息用于本部门医疗活动。全面整合医疗、公共卫生、健康监测等信息，完成整合型医疗服务。跨系统和跨区域的大数据整合，在电子病历的发展过程中扮演着越来越重要的位置。

三、电子病历的智慧化

随着集成平台和CDR的建设，整合的数据将使得电子病历系统将变得越来越智能，它将具备更多的辅助决策功能、对大量数据进行建模、预测、联机分析处理，利用发现某些新信息、新知识，为用户提供有用的信息及决策依据。

第三章 胸外科标准化、结构化电子病历现状研究

第一节 胸外科电子病历发展现状

我国医院信息化经历了30多年的发展，电子病历的应用随着医院信息化的发展而不断演变和进化。到目前为止，病历的发展和及其应用技术经历了纸质病历、半结构化病历、结构化病历到智能化交叉重叠病历的递进过程。电子病历是目前临床广泛应用的病历形式，越来越向信息化、数字化、智能化方向发展，各临床分科也越来越精细。

近年来，国家卫生健康委员会统计信息中心先后制修订了电子病历基本数据集等150余项卫生信息标准。同时也颁布了《电子病历基本架构与数据标准（试行）》，对于电子病历的结构化提出框架性要求。但是对于专科的电子病历没有成立相应的标准和规范。经文献检索，编者也尚未找到国内胸外科的规范化电子病历报道。目前主流的胸外科电子病历依然是文本的形式，在信息系统上的标准化问题依然没有解决。随着肺癌的影像智能诊断，胸外科肿瘤大数据平台以及智能电子病历、3D打印技术的应用，对于规范、标准且具备多节点结构化的胸外科电子病历已成为未来的趋势。

第二节　胸外科标准化诊疗术语的研究及实践

一、标准化电子病历的定义

标准化诊疗术语就是将在临床诊疗过程中所用到的基本语言进行统一命名，严格定义，选择或确立最恰当的术语，以解决临床所使用的术语异名繁多，或一词多义，同名异义，或异名同义等不规范、不统一的现象。

标准化电子病历是指术语标准化之上更高层次的信息模型的标准化，是在特定语用环境下的信息模型标准。

二、胸外科标准化诊疗术语的研究

制定和引进相应的术语诊疗标准是电子病历广泛应用的基础，没有从顶层设计解决术语统一问题，实现专科信息的区域互享以及真正意义的电子病历，是一句空话。临床医学概念的丰富性和多样化是制定能被广泛接受的标准临床术语的主要障碍。

中国医学科学院赫捷院士曾指出，胸外科的下一步发展要以战略高度重视数据建设的重要性。李克强总理在2016年11月14日经济发展和民生改善座谈会上表示，阑尾炎和盲肠炎在各个医院的名称还不统一，充分反映了我们医院现在信息孤岛、信息分隔的状况。要解决这一现状，建立能够跨越医疗单位、医疗地区，甚至不同国籍使用，方便医院间乃至国际间交流，真正实现信息共享和网络化服务的电子病历，就需要统一电子病历中的医疗术语、疾病名称和基本格式标准。

目前国际上相关的标准主要有：国际死因分类法（international list of causes of death，ICD）、临床医学术语系统化命名（systematized nomenclature of medicine clinical terms，SNOMED CT）、临床操作与提供服务的分类编码与术语标准（current procedural terminology，CPT）、（疾病）诊断相关分类（diagnosis related groups，DRGs）、医学主题词表（medical subject headings，MeSH）等以及集成术语体系UMLS。

ICD—10（国际疾病分类第10版，international classification of disease，10th Edition）用于医院临床诊断与手术操作的分类、检索、统计方面。

SNOMED CT是美国政府指定的数据标准之一，旨在用于临床信息的电子交换。SNOMED CT是一个系统组织的计算机可以进行处理涵盖绝大多数临床术语的集合，SNOMED CT目前包括大约321 900条概念（concept）、超过80万条临床概念相关的描述（descriptions）和超过700万条进一步描述概念的关系

（relationships），包括解剖学、形态学、正常与非正常的功能、症状及疾病体征、化学制品、药品、酶和其他体蛋白、疾病／诊断和操作，可以协调一致地在不同的学科、专业和照护地点之间实现对于临床数据的标引、存储、检索和聚合。

CPT4（临床操作与提供服务的分类编码与术语标准，Current Procedural Terminology，4th Edition）每年由美国医学会发布一次，编码分为6个大类：评价与管理、麻醉学、外科、放射科、病理实验室和临床。这些标准的制定对于临床医学信息的标准化和电子化起着十分重要的作用。

2010年，国家卫生健康委员会（原卫生部）印发的《病历书写基本规范》（以下简称《规范》），同样适用于胸外科电子病历。《规范》对电子病历书写进行了明确定义，指医务人员通过问诊、查体、辅助检查、诊断、治疗、护理等医疗活动获得有关资料，并进行归纳、分析、整理形成医疗活动记录的行为。

《规范》不仅对门（急）诊病历和住院病历的书写内容及要求制定了标准，还废止了2002年颁布的《病历书写基本规范（试行）》（卫医发〔2002〕190号）。这份书写规范，同时也为胸外科电子病历的结构化标准奠定了基础。

2017年，中国首部胸外科疾病术语《胸外科疾病标准化诊疗术语》出版。该书由中国医师协会胸外科专业术语标准委员会编撰，全国48家三甲医院，50名胸外科著名专家参与。全书共计11个章节，分别为患者信息；现病史、体格检查与术前检查；肺部疾病诊疗术语；食管疾病诊疗术语；纵隔疾病诊疗术语；胸壁疾病诊疗术语；胸膜腔疾病诊疗术语；膈肌疾病诊疗术语；胸部创伤；麻醉与输血；胸外科围手术期并发症及参考文献和附录。标准化诊疗术语的正式出版开了一个小头，为推动和促进我国医疗术语的统一、规范具有非常重要的意义。厦门大学附属第一医院以此书为模板，结合临床实际工作，全国首家将标准化诊疗术语维护进入电子病历系统，建立胸外科疾病标准化诊疗术语数据库，并对胸外科电子病历设置大量结构化、个性化数据节点设计，实现自动关联，互通共享，取得良好成效。

三、胸外科疾病标准化术语标准库

厦门大学附属第一医院根据《胸外科疾病标准化诊疗术语标准》，结合胸外科实际诊疗和科研统计的要求，构建胸外科电子病历标准化诊疗术语标准库，标准库资源目录如表3-1所示：

表3-1　胸外科疾病电子病历标准化诊疗术语库资源目录

序号	分类	名称
1	患者信息	患者个人隐私
2		患者一般信息
3		患者既往史
4	现病史、体格检查与术前检查	现病史
5		体格检查
6		术前检查
7	肺部疾病诊疗术语	手术治疗
8		肺癌放疗
9		肺癌化疗
10		肺癌靶向治疗
11		肺癌生物治疗
12		肺癌介入治疗
13		肺癌病理诊断
14		肺癌TNM分期
15		肺癌疗效评价
16		肺癌预后
17		肺部非恶性肿瘤疾病诊疗术语
18	食管疾病与诊断名称	食管疾病与诊断名称
19		手术治疗
20		食管癌围手术期治疗
21		食管肿瘤病理诊断
22		食管癌TNM分期
23		食管癌诱发治疗疗效评价
24		食管癌外科治疗疗效评价
25		食管癌随访预后
26	纵隔疾病诊疗术语	手术治疗
27		放疗
28		化疗
29		病理诊断
30		胸腺分期
31		预后

续表3-1

序号	分类	名称
32	胸壁疾病诊疗术语	先天性胸壁畸形
33		胸壁肿瘤
34		胸壁感染
35		胸壁结核
36	胸膜腔疾病诊疗术语	气胸
37		脓胸
38		乳糜胸
39		胸膜肿瘤
40	膈肌疾病诊疗术语	先天性膈疝
41		食管裂孔疝
42		创伤性膈疝(膈肌破裂)
43		膈肌膨升
44	胸部创伤	单纯肋骨骨折
45		胸骨骨折
46		浮动胸壁（连枷胸）
47		闭合性气胸
48		开放性气胸
49		张力性气胸
50		创伤性血胸
51		气管、支气管异物
52		食管外伤
53		外伤性膈肌破裂
54		其他胸部创伤疾病
55	麻醉与输血	麻醉方式
56		输血
57	胸外科围手术期并发症	出血
58		呼吸系统并发症
59		心血管系统并发症
60		消化系统并发症
61		泌尿系统并发症
62		神经与精神系统并发症
63		感染
64		其他

四、胸外科标准化电子病历应用

（一）术语字典维护

基于梳理的、定制化的医院《胸外科疾病标准化诊疗术语标准》，将标准库进行结构化处理，存储在医院临床数据中心，并对术语进行维护、管理，为后续病历书写、信息调用奠定基础。

（二）标准模板定制

1. 胸外科病历模板

根据《胸外科标准化诊疗术语》，厦门大学附属第一医院研究制定了标准化的病历模板。标准模板定制采用所见即所得的方式，可设置信息节点、模板属性。胸外科医生能够根据专科科室、病种、病历结构等要求定义内容模板，模板可分发到相应的科室。医院制定的胸外科病历模板类型包括：

- ❖ 入院记录
- ❖ 病案首页
- ❖ 首次病程记录
- ❖ 手术记录
- ❖ 术前相关：病程记录、术前讨论记录、术前小结
- ❖ 术后相关：术后记录、病程记录
- ❖ 出院记录

2. 胸外科医疗片段

为了提高医生的书写效率，厦门大学附属第一医院制定了胸外科的医疗片段，包括文字片段和表格片段。文字片段是一段医生常用的文字，可以包含格式、表格、图片等内容，编辑方式和病历编辑方式相同，病历的快速编辑技术在构造模板的时候同样适用。表格片段是一种向导式的片段，它把片段内容分成多级选项列表，在使用的过程中可以根据阳性标志展开特定的子项，例如选择患者有蜘蛛痣，表格片段就会自动展开子项：大小和位置，这样医生只需选择展开录入阳性体征就可以自动生成一段文字，生成的文字可以再次存为通顺的医学语句作为片段的模板，这样下次应用同样阳性体征的表格片段时，系统就自动应用存储过的通顺医学语句。

通过病历模板、医疗片段等的使用，可为提升医生电子病历的录入效率和质量奠定基础。

（三）功能标准化

为了验证电子病历功能的标准化程度，厦门大学附属第一医院参加了医院管理研究所开展的《电子病历系统功能应用水平分级评价方法及标准》和美国HIMSS测评，分别通过了电子病历五级和HIMSS7级（含门诊、住院）评审。

1. 标准化病历书写

标准化的病历书写基于定制的胸外科疾病标准模板，采用结构化和非结构化相结合的书写方式，内容包括首页、医嘱、各类检查化验报告、病程记录、护理记录等。标准化设计思路包括以下四点。

（1）已有的标准化信息自动读写：患者基本信息、住院信息等已有的信息将作为标准化医疗片段自动读写。

（2）结构化字典标准化录入：根据定制的胸外科结构化病历模板，进行标准化字典选择录入，向导式标准化胸外科诊疗术语书写，方便医生在书写同时也指导医生进行病历书写，提高病历书写的标准性和规范性。

（3）选项列表标准化：病历中存在大量的选项列表部分，这些基于选项的内容可以使用标准化的选项列表快速选择，例如婚姻（未婚、已婚、离异、丧偶）；性别（男、女）；发病情况；神志状况（神志清楚、嗜睡、昏睡、昏迷、谵妄）。

（4）判断模式标准化：在进行"判断"标记的病历中，录入医生只需录入（有/无、√/×、是/否等）标准化的信息。

2. 智能化胸外科诊疗

基于胸外科智能知识库平台，面向胸外科医生提供知识辅助诊疗应用，在临床诊疗过程中提供智能辅助诊疗提醒，提高医务人员的诊疗质量和效率。主要包括静态知识库、逻辑知识库及动态知识库，利用知识库开展知识库智能查询和临床指导、智能诊疗应用服务、智能诊疗服务等。智能化诊疗决策支持涵盖以下几个方面：（1）合理用药综合分析决策支持；（2）高危用药决策支持；（3）检查、检验注意事项提醒决策支持；（4）检查、检验申请合理性决策支持；（5）辅助诊疗决策支持；（6）护理提醒决策支持；（7）智能手术决策支持；（8）治疗方案决策支持；（9）通用知识库。

（四）标准信息互联互通

厦门大学附属第一医院构建以电子病历为核心的临床信息系统，通过医院信息集成平台完成电子病历数据与各临床业务系统的信息互联互通。各类标准化信息经过录入并统一存储后，可在多个系统中调用。例如患者以前被写过病历，可引用"历史病历"的标准化信息。选择要引用的就诊内容，可直接把主诉、现病史、既往史、过敏史、体格检查引用到相对应的病历上；如果患者检验检查报告出来后，支持将检验检查结果引用到病历上。

五、小结

　　通过胸外科标准化电子病历研究与构建，厦门大学附属第一医院探索出一种病历记录要素与数据库联动专科电子病历新模式，大幅提高了医生病历书写的速度与质量，为深入开展胸外科临床科研和数据挖掘提供了大量的病历基础资源，为信息共享和专科电子病历发展提供了参考。但是，这也对未来如何复制推广，使患者的病历记录能够在跨院、跨省，甚至是跨国交流，为远程会诊提供更细致、更完整的资料，使患者的胸外科疾病诊治也能实现"全球通"，以及实现在大量高质量信息数据基础上的胸外科大数据平台建设也提出新的思考和挑战。

第三节　胸外科结构化电子病历的研究及实践

一、结构化和非结构化病历区别

结构化电子病历在数据处理上和上一代电子病历（非结构化电子病历）有本质的区别。在非结构化电子病历系统中，除了表格式数据外，所有的医疗文书都以文本的方式保存在数据库中。结构化电子病历是指从医学信息学的角度将传统的自然语言方式录入的医疗文书按照医学术语的要求进行标准的结构化拆分存储到数据库中。在电子病历数据结构中，数据的基本单元是数据组，而数据组是由若干数据元组成的。故而数据元是患者数据体现的最小单位，患者的所有数据将由数据元组成。

二、结构化电子病历定义

结构化电子病历是指从医学信息学角度，将以自然语言方式录入的医疗文书按照医学术语要求进行结构化分析，并将这些语义结构最终以关系型（面向对象）结构的方式保存到数据库中。

三、胸外科结构化电子病历数据结构

胸外科结构化电子病历主要由临床文档组成，临床文档是电子病历中各类业务活动记录的基本形式。临床文档中的数据存在着一定的层级结构关系，其中有包含与被包含的关系，也有按同类属性相互嵌套的关系。临床文档的结构化和标准化，是电子病历实现语义层数据交换与共享的基本要求。

电子病历数据结构用于规范描述电子病历中数据的层次结构关系，即电子病历从临床文档到数据元的逐步分解，或从数据元到临床文档的逐步聚合关系。

胸外科专科电子病历数据结构分为四层（图3-1）：

（1）临床文档：位于电子病历数据结构的最顶层，是由特定医疗服务活动（卫生事件）产生和记录的患者（或保健对象）临床诊疗和指导干预信息的数据集合。如：门（急）诊病历、住院病案首页、会诊记录等。

（2）文档段：结构化的临床文档一般可拆分为若干逻辑上的段，即文档段。文档段为构成该文档段的数据提供临床语境，即为其中的数据元通用定义增加特定的约束。结构化的文档段一般由数据组组成，并通过数据组获得特定的定义。

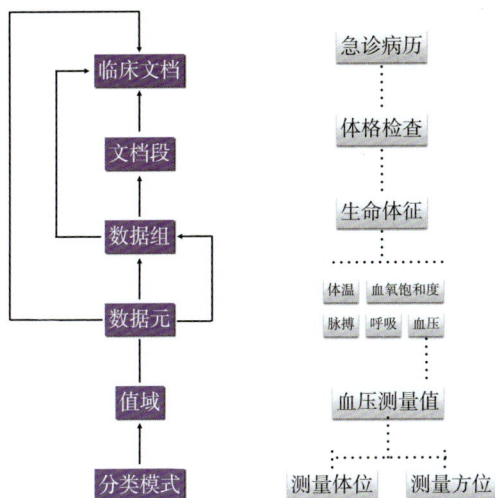

图3-1　结构化电子病历数据结构

（3）数据组：由若干数据元构成，作为一个数据元集合体构成临床文档的基本单元，具有临床语义完整性和可重用性特点。数据组可以存在嵌套结构，即较大的数据组中可包含较小的子数据组。如：文档标识、主诉、用药等。

（4）数据元：位于电子病历数据结构的最底层，是可以通过定义、标识、表示和允许值等一系列属性进行赋值的最小、不可再细分的数据单元。数据元的允许值由值域定义。

胸外科专科电子病历数据结构举例：

第一层：临床文档

（例如病案首页，入院记录，病程记录等。）

第二层：文档段

（例如主诉，现病史，个人史，体格检查等。）

第三层：数据组

（例如现病史中的发病情况等。）

第四层：数据元

（例如发病诱因等等。）

四、胸外科结构化电子病历技术特点

（一）病历编辑与管理

覆盖各种医学文档的内容，主要内容包括：病案首页、首次病程、病程记录、出院小结、住院记录、医嘱单、申请单、会诊单、检查检验报告、医学影像检查资料、麻醉记录单、手术记录单、病理资料、出院记录（或死亡记录）、病程记录（含抢救记录）、疑难病例讨论记录、上级医生查房记录、死亡病例讨论记录等。

特点：

（1）统一的文档展示技术。系统的编辑器视图可以显示各种类型文档资料。

（2）各种集成数据的加载技术。医生不用区分哪些是来自系统内部，哪些来自于系统外部，统一展示在电子病历集成平台。

（3）病历书写支持文字、表格、图形、图像等多种方式引用与编译。

（4）检查检验信息以结构化形式呈现。系统支持选择、条件、自定义格式等方式引用。检查图片可直接显示在引用界面，供医生直接插入病历。

（5）结构化医嘱数据引用。用户可以选择长期、临时，也可以按照日期搜索，自定义返回结果列。

（6）所见即所得的痕迹保留技术。

（7）所有的修改可准确提示修改人、修改时间、修改类型。

（二）结构化病历模板管理

胸外科结构化电子病历系统模板样式采用HTML格式，编辑简单，样式展现丰富，完全满足病历展现的需求。同时通过电子病历模板编辑器可以灵活定制结构化模板，根据国家卫生健康委员会（原卫生部）标准数据元和数据组进行定义维护，配置灵活简单，如图3-2所示。

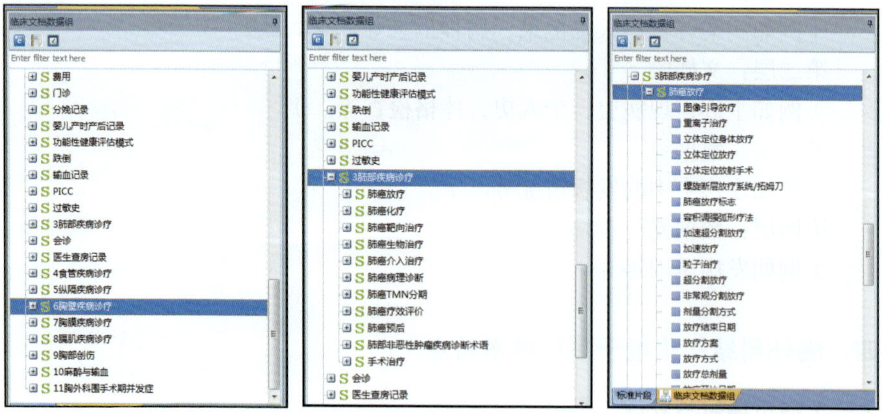

图3-2　结构化模板编辑器

特点：

（1）可根据专科科室、病种、病历结构要求等定义内容模板。

（2）可分发模板到相应的科室，可独立配置模板的打印属性，如：可打印的子系统、纸张设定、边距设定等。

（3）可定义结构化XML样式、模板元素映射的数据库表，根据CDA文档数据标准进行存储。

（4）动态配置模板内容逻辑校验代码。

第四章 胸外科标准化、结构化电子病历实践

第一节 胸外科标准化、结构化电子病历内容

基于结构化电子病历系统基础上，对所有的标准化诊疗术语节点进行归类，采用自上而下的规则，构建胸外科标准数据元（图4-1~图4-7）。

创建数据组：

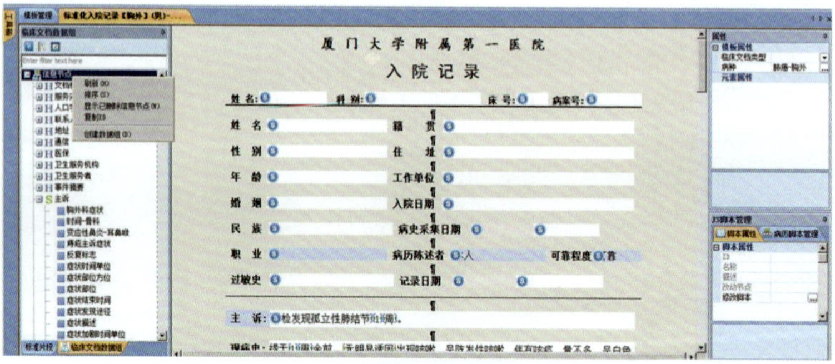

图4-1 病历模板添加结构化节点

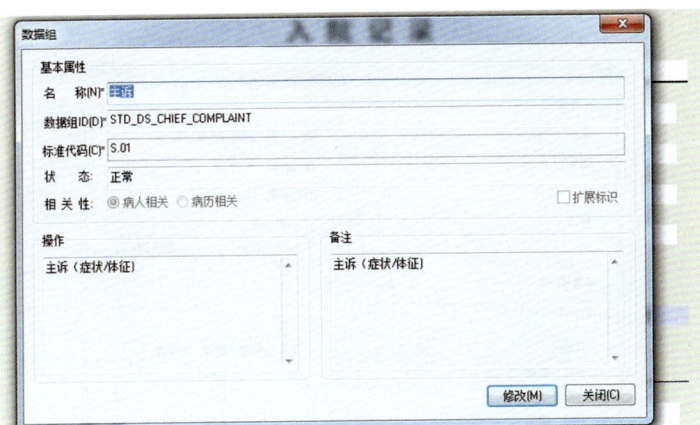

图4-2 创建胸外科主诉数据组

创建数据元：

可以设置数据类型，如字符、数字、日期、不同的数据类型，系统会自动判断，有不同的录入界面，并进行判断。

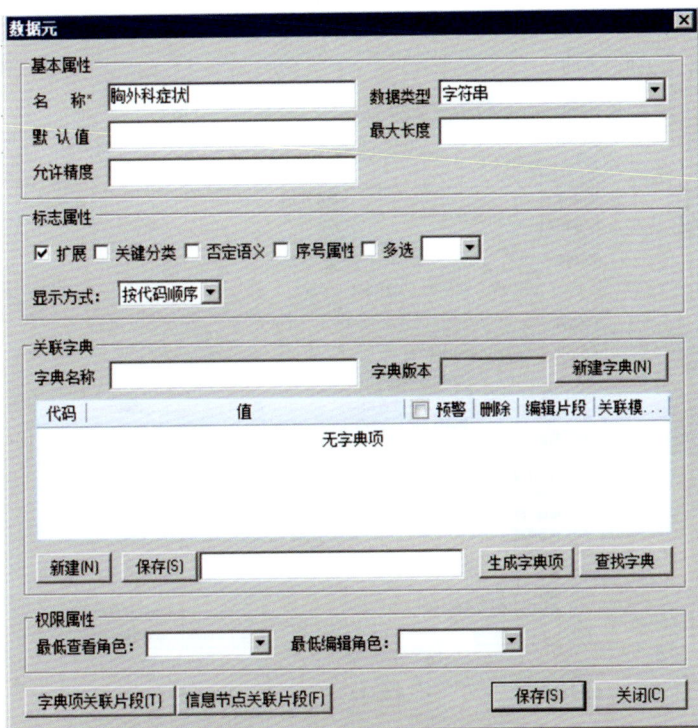

图4-3 创建胸外科症状数据元

创建字典：

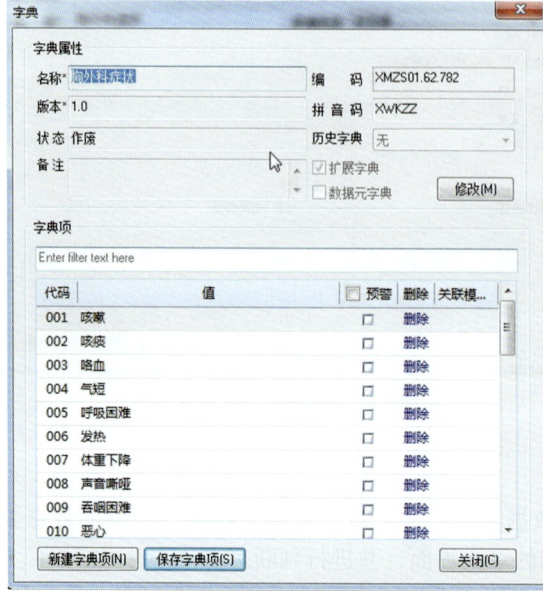

图4-4　创建胸外科症状字典

数据元关联字典：

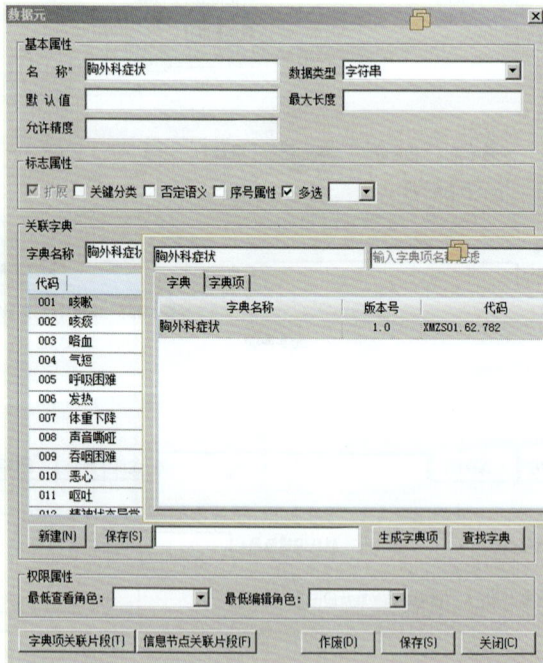

图4-5　数据元关联字典

创建片段：

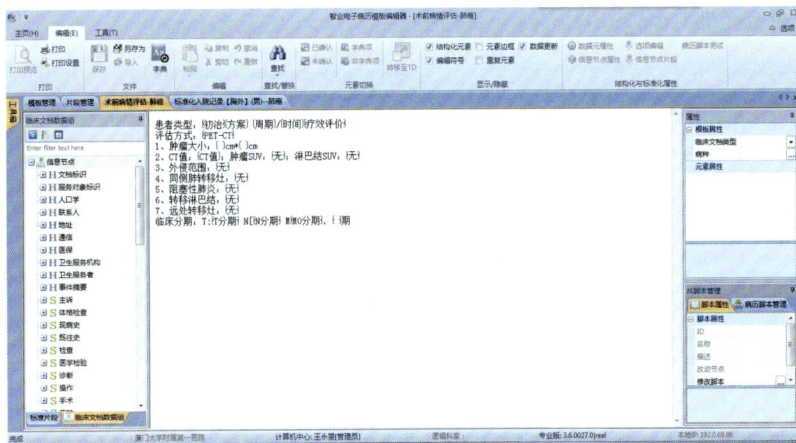

图4-6　片段内容

字典关联片段：

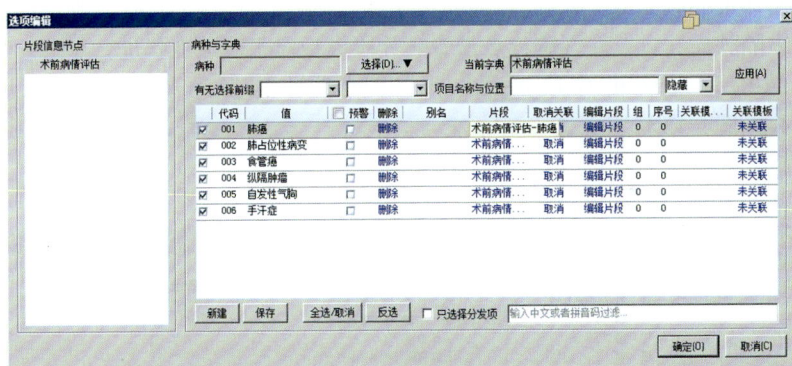

图4-7　字典关联片段

一、入院记录

（一）主诉

在入院病历书写时，设计主诉点击勾选症状（支持拼音快速搜索），字典项是基于《胸外科疾病标准化诊疗术语》。

结构化发病症状/主诉展示：基于胸外科标准化术语的结构化字典（图4-8）。

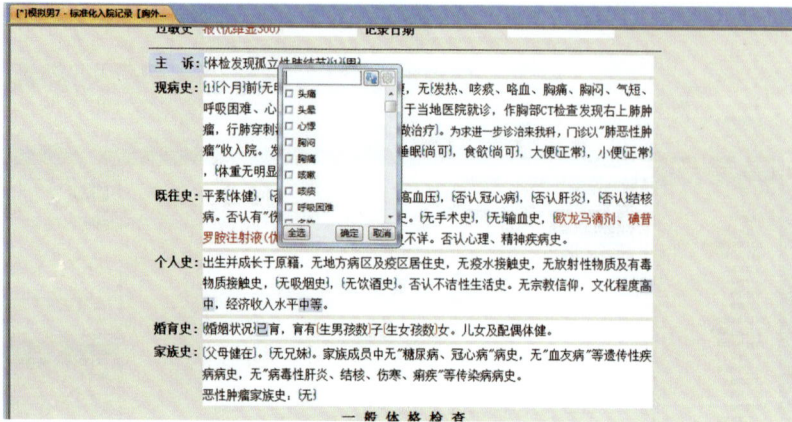

图4-8　主诉标准字典

（二）现病史

在现病史一栏维护相应的专病片段模板：胸部外伤、食管癌、手汗症、胸腺瘤伴重症肌无力、肺癌-新辅助化疗后、肺癌、食管癌-化疗、肺占位性病变、纵隔肿瘤、自发性气胸，点击专病片段模板对于伴随症状进行点选。

结构化现病史片段展示：可根据病种选择结构化现病史片段（图4-9~图4-12）。

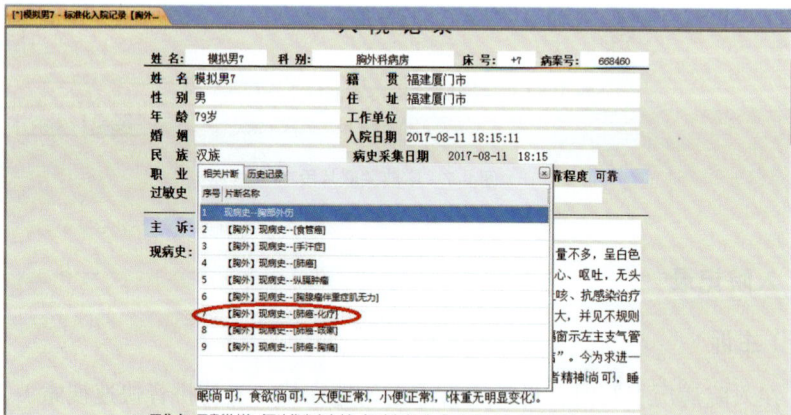

图4-9　现病史——病种列表

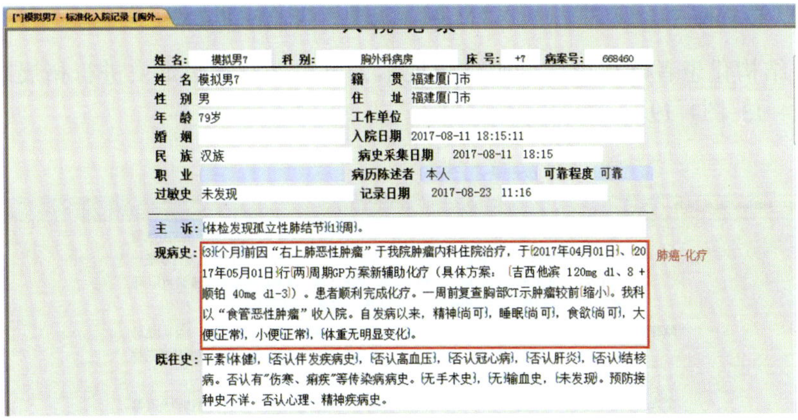

图4-10　肺癌——化疗现病史

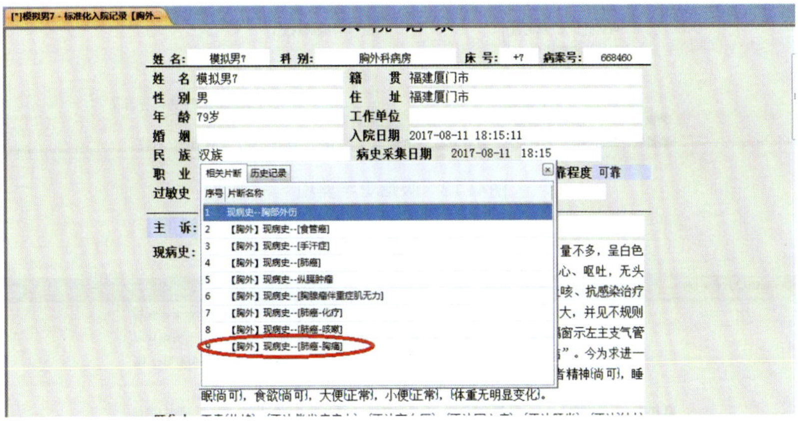

图4-11　现病史——病种列表

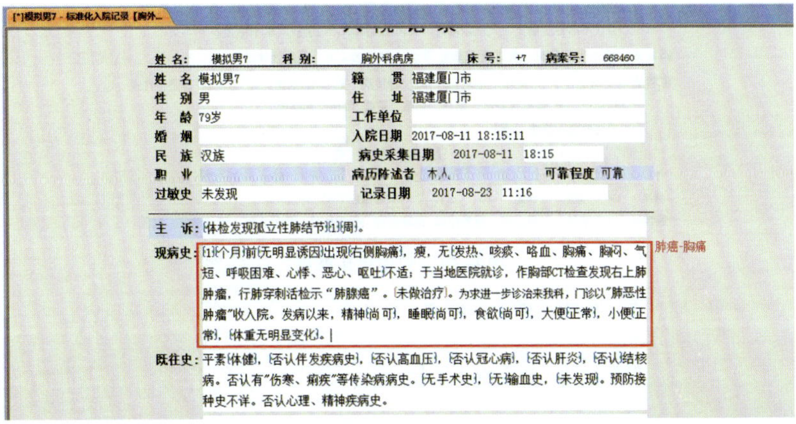

图4-12　肺癌——胸痛现病史

（三）既往史

结构化患者既往史中的吸烟史展示，可根据有无吸烟史进行拓展录入（图4-13~图4-19）。

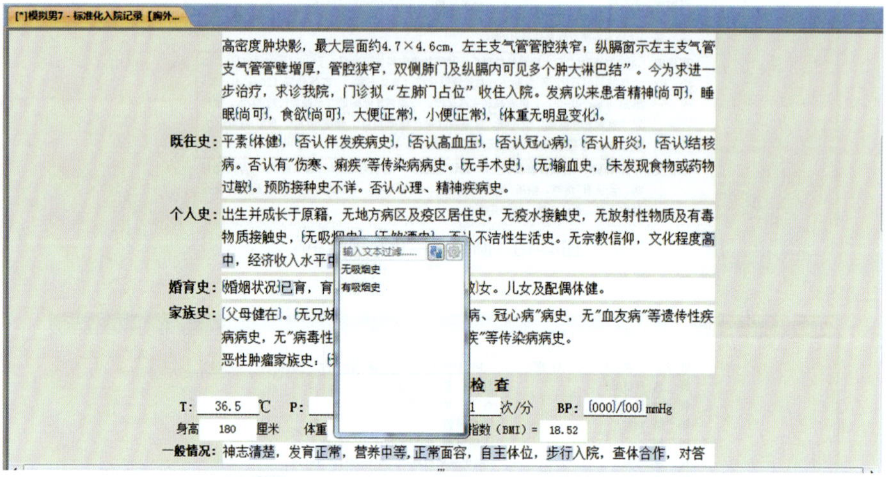

图4-13　吸烟史字典项

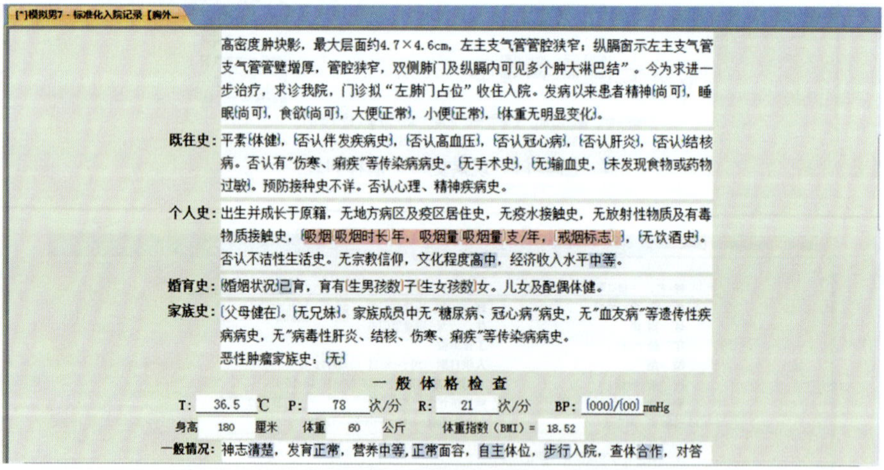

图4-14　吸烟史拓展项

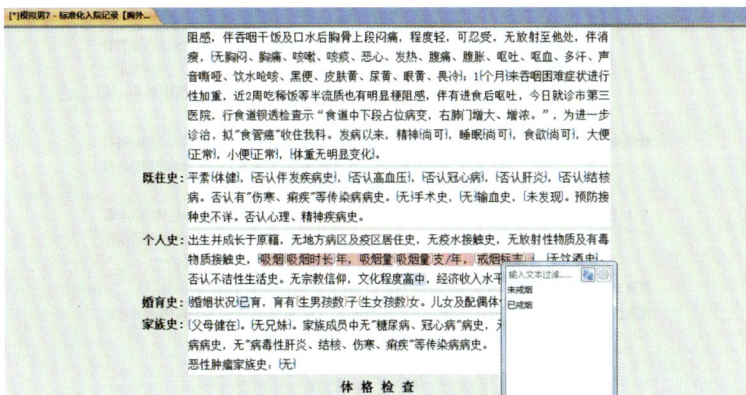

图4-15　戒烟标识字典项

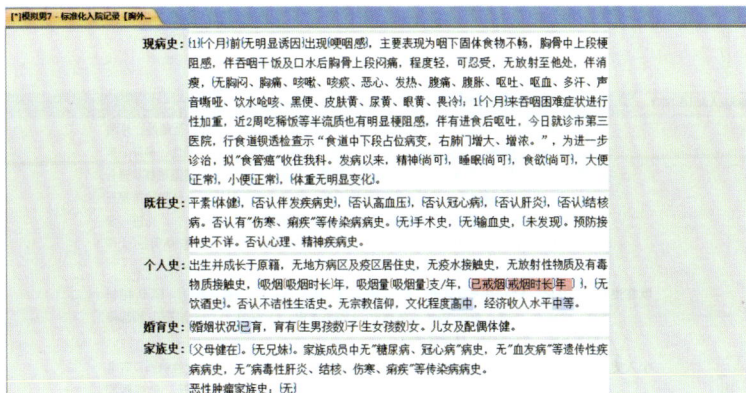

图4-16　戒烟标识拓展项

结构化患者既往史中的饮酒史展示，可根据有无饮酒史进行拓展录入。

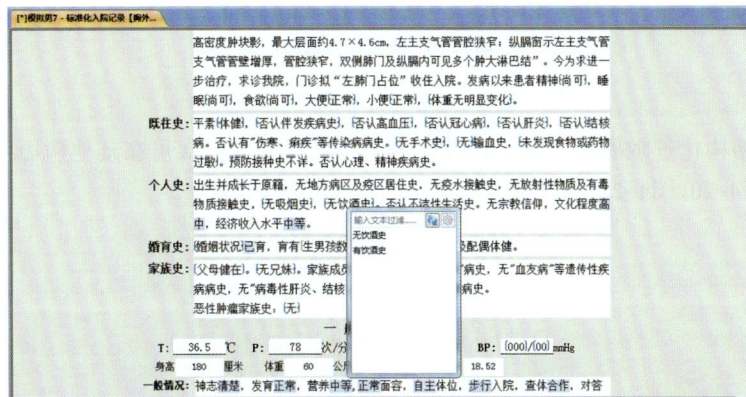

图4-17　饮酒史字典

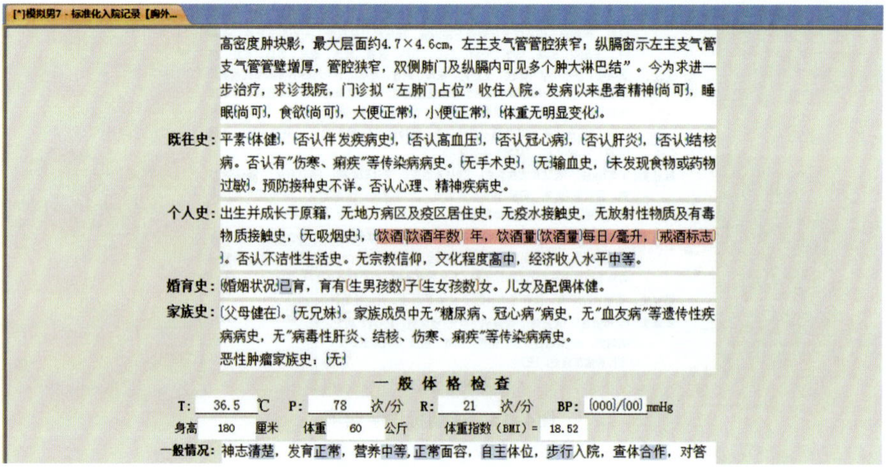
[*]模拟男7 - 标准化入院记录【胸外...

高密度肿块影，最大层面约4.7×4.6cm，左主支气管管腔狭窄；纵膈窗示左主支气管支气管管壁增厚，管腔狭窄，双侧肺门及纵膈内可见多个肿大淋巴结”。今为求进一步治疗，求诊我院，门诊拟“左肺门占位”收住入院。发病以来患者精神尚可，睡眠尚可，食欲尚可，大便正常，小便正常，体重无明显变化。

既往史：平素体健，否认伴发疾病史，否认高血压，否认冠心病，否认肝炎，否认结核病。否认有”伤寒、痢疾”等传染病病史。无手术史，无输血史，未发现食物或药物过敏。预防接种史不详。否认心理、精神疾病史。

个人史：出生并成长于原籍，无地方病区及疫区居住史，无疫水接触史，无放射性物质及有毒物质接触史，无吸烟史，饮酒 饮酒年数 年，饮酒量 饮酒量 每日/毫升，戒酒标志。否认不洁性生活史。无宗教信仰，文化程度高中，经济收入水平中等。

婚育史：婚姻状况已育，育有生男孩数子生女孩数女。儿女及配偶体健。

家族史：父母健在。无兄妹。家族成员中无”糖尿病、冠心病”病史，无”血友病”等遗传性疾病病史，无”病毒性肝炎、结核、伤寒、痢疾”等传染病病史。
恶性肿瘤家族史：无

一 般 体 格 检 查

T: 36.5 ℃ P: 78 次/分 R: 21 次/分 BP: 000/00 mmHg
身高 180 厘米 体重 60 公斤 体重指数（BMI）= 18.52
一般情况：神志清楚，发育正常，营养中等，正常面容，自主体位，步行入院，查体合作，对答

图4-18 饮酒史拓展性

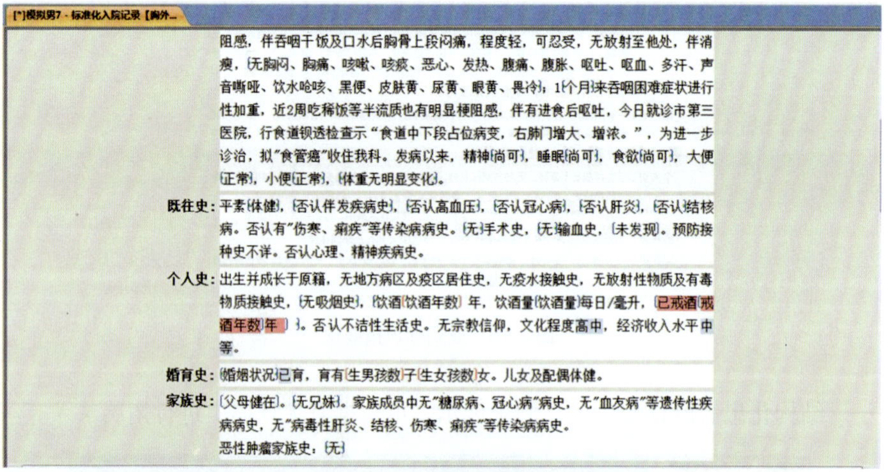
[*]模拟男7 - 标准化入院记录【胸外...

阻感，伴吞咽干饭及口水后胸骨上段闷痛，程度轻，可忍受，无放射至他处，伴消瘦，无胸闷、胸痛、咳嗽、咳痰、恶心、发热、腹痛、腹胀、呕吐、呕血、多汗、声音嘶哑、饮水呛咳、黑便、皮肤黄、尿黄、眼黄、畏冷；1个月来吞咽困难症状进行性加重，近2周吃稀饭等半流质也有明显梗阻感，伴有进食后呕吐，今日就诊市第三医院，行食道钡透检查示“食道中下段占位病变，右肺门增大、增浓。”，为进一步诊治，拟”食管癌”收住我科。发病以来，精神尚可，睡眠尚可，食欲尚可，大便正常，小便正常，体重无明显变化。

既往史：平素体健，否认伴发疾病史，否认高血压，否认冠心病，否认肝炎，否认结核病。否认有”伤寒、痢疾”等传染病病史。无手术史，无输血史，未发现。预防接种史不详。否认心理、精神疾病史。

个人史：出生并成长于原籍，无地方病区及疫区居住史，无疫水接触史，无放射性物质及有毒物质接触史，无吸烟史，饮酒 饮酒年数 年，饮酒量 饮酒量 每日/毫升，已戒酒 戒酒年数 年。否认不洁性生活史。无宗教信仰，文化程度高中，经济收入水平中等。

婚育史：婚姻状况已育，育有生男孩数子生女孩数女。儿女及配偶体健。

家族史：父母健在。无兄妹。家族成员中无”糖尿病、冠心病”病史，无”血友病”等遗传性疾病病史，无”病毒性肝炎、结核、伤寒、痢疾”等传染病病史。
恶性肿瘤家族史：无

图4-19 戒酒标识拓展项

结构化过敏展示：基于标准化术语拓展，录入一次可在其他病历共享使用（图4-20~图4-23）。

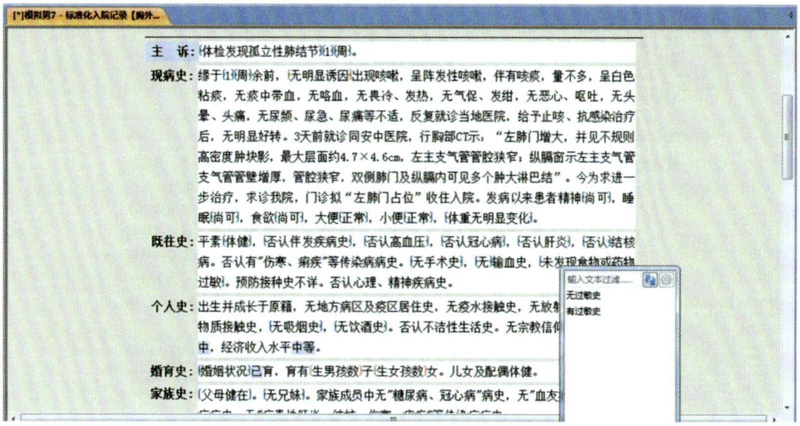

图4-20　入院记录–既往史–过敏信息录入

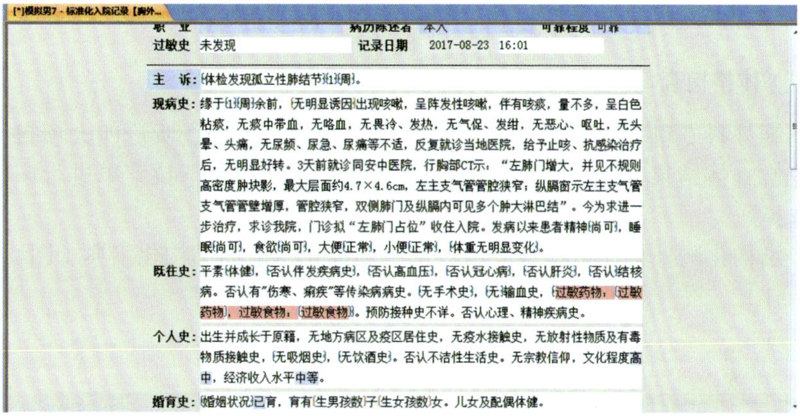

图4-21　过敏史录入节点动态加载

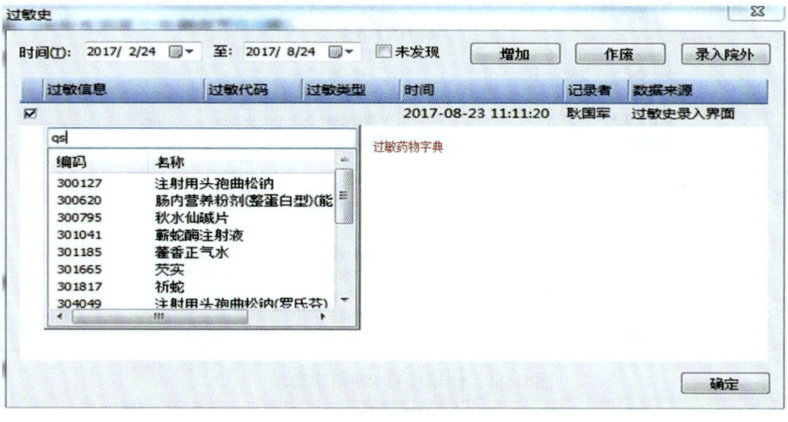

图4-22　过敏史结构化录入

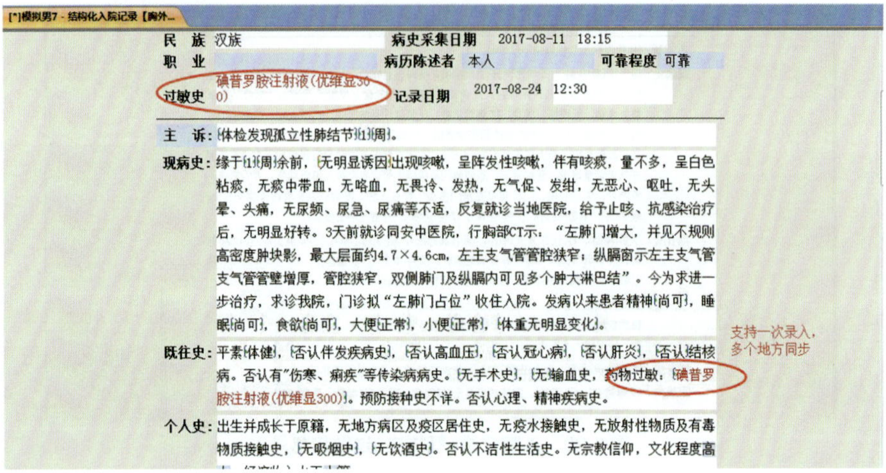

图4-23　过敏史信息展示

（四）体格检查

　　胸外科专科检查表单，主要有视诊、触诊、叩诊、听诊四大项目，默认正常查体结果，可通过点击相应结构化节点，弹出下拉菜单进行阳性体征选择。

　　结构化胸外科体格检查展示：基于标准化术语的结构化字典（图4-24~图4-41）。

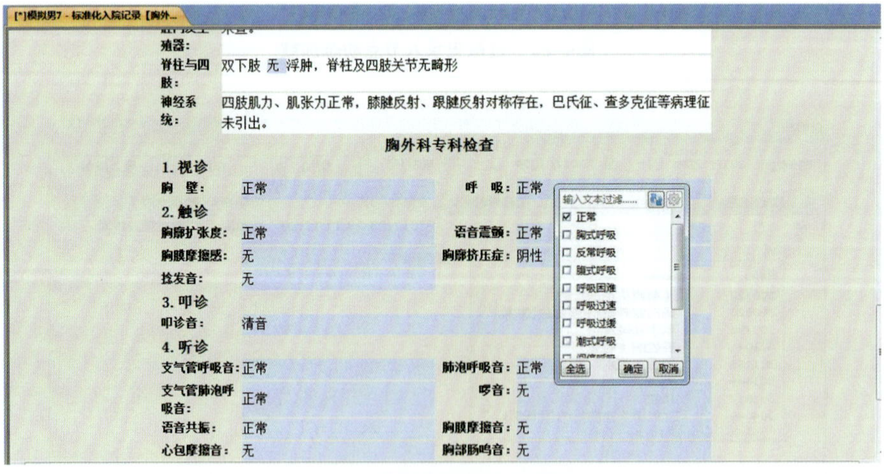

图4-24　体格检查-呼吸字典项

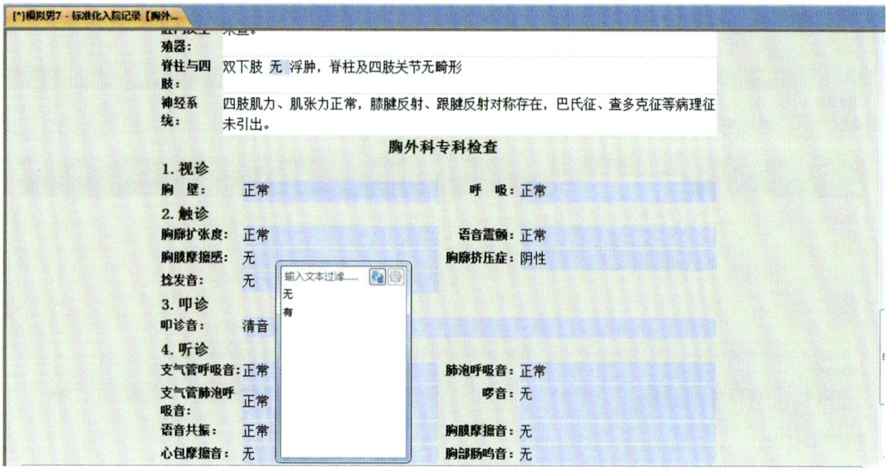

图4-25　胸膜摩擦感字典项

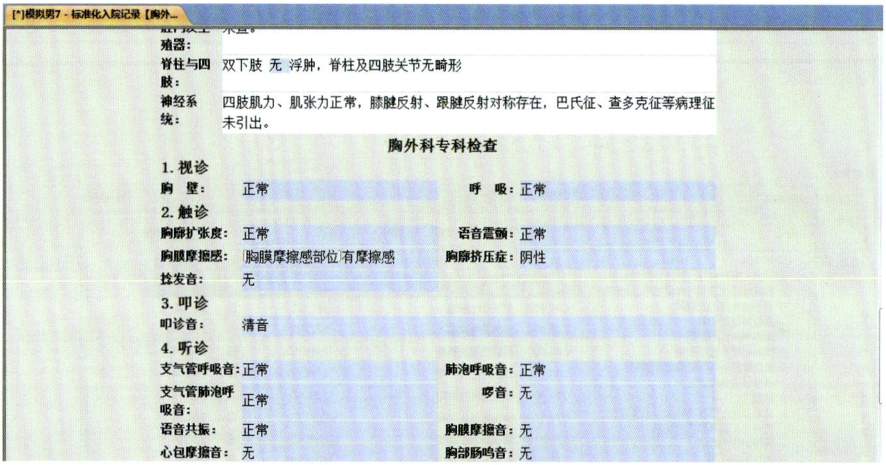

图4-26　胸膜摩擦感拓展项

结构化诊断展示：基于标准化术语，可补充说明完善诊断描述。

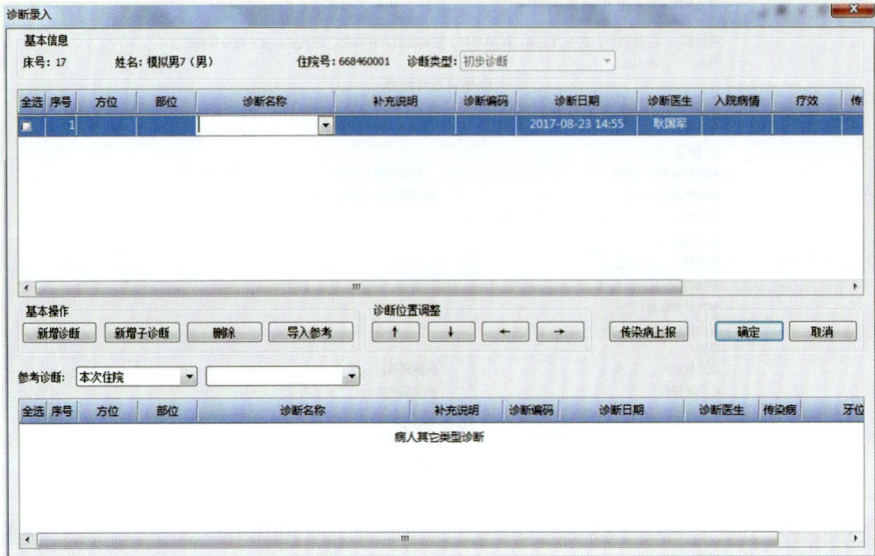

图4-27 结构化录入界面

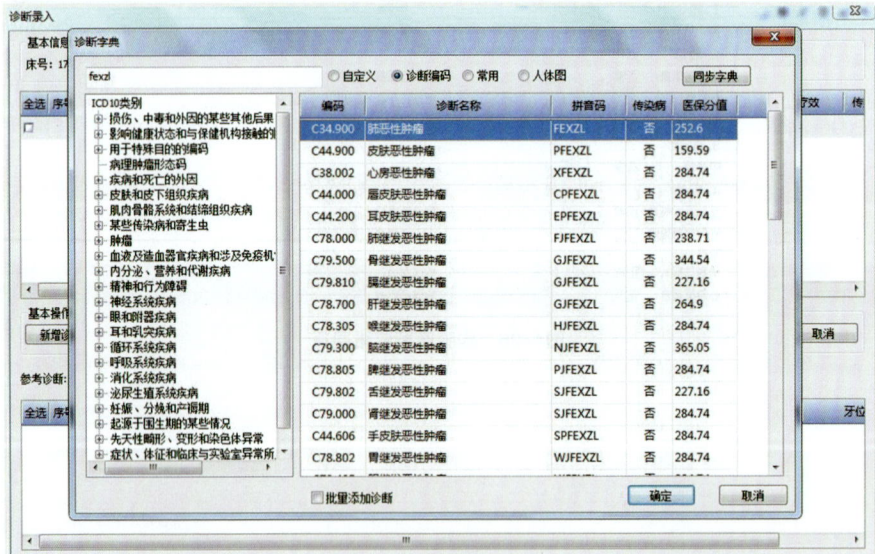

图4-28 诊断字典

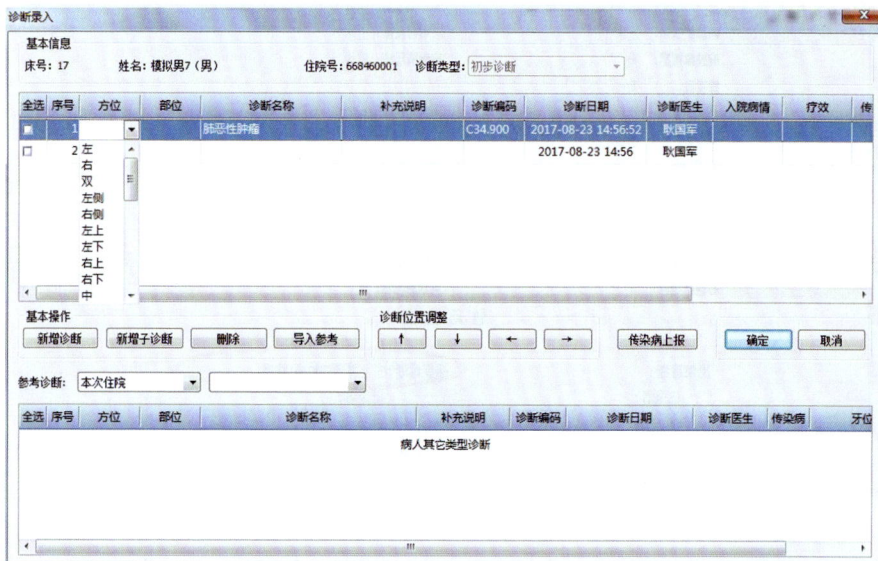

图4-29　方位字典项

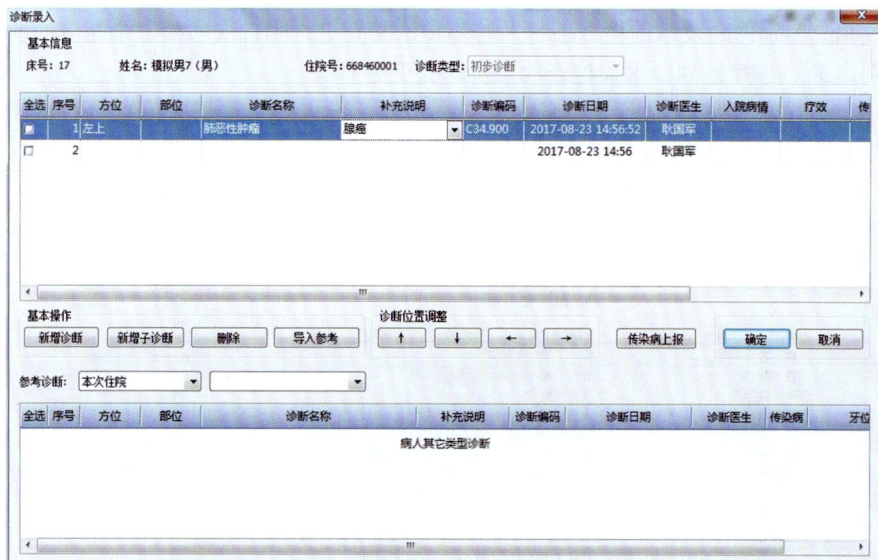

图4-30　补充说明

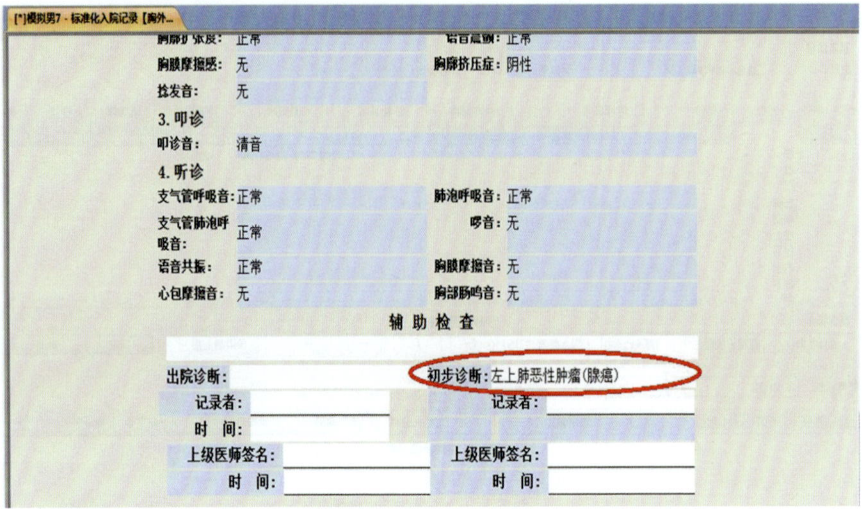

图4-31　完整诊断显示

二、首次病程记录

根据之前确定的初步诊断及诊疗计划，于新建首次病程记录时，自动生成相应鉴别诊断及术前检查项目。若初步诊断变更，则首次病程记录相应的鉴别诊断、诊疗计划、术前检查项目自动变更。

首次病程记录主诉、现病史信息：病程记录主诉、现病史信息会自动同步入院记录信息（图4-32~图4-33）。

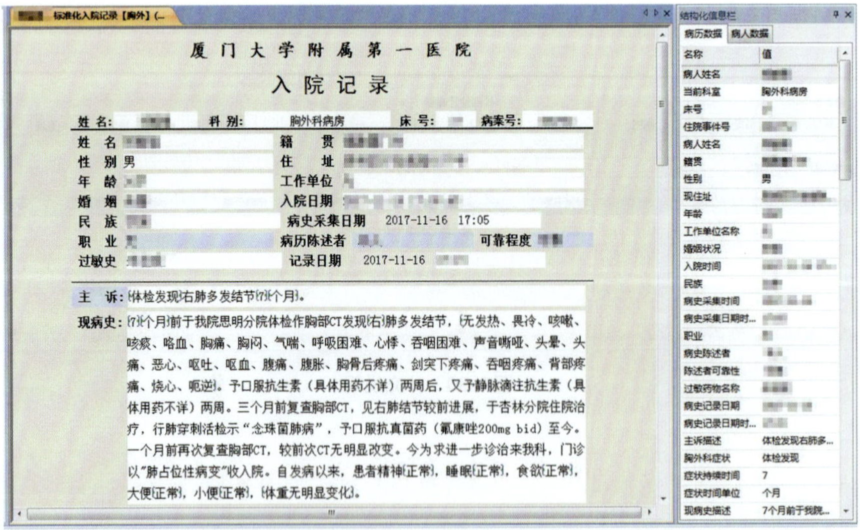

图4-32　入院记录——主诉、现病史录入

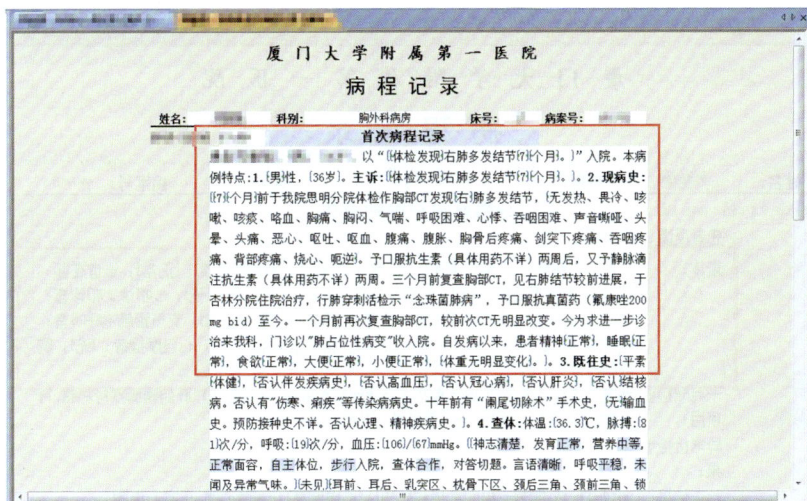

图4-33　首次病程——主诉、现病史自动引用

三、每日病程记录

新建日常病程记录时，自动获取昨日8时到今日8时，24小时内新出数据，包括：未完成的检查项目、有异常结果的检验报告、新出的检查报告、新的会诊意见。在患者反馈栏中可点击患者不适反应进行记录，并激活"诊疗方案变更栏"和相应的临床路径提示。

病程记录查体信息：入院记录录入查体信息，会在其他病历模板自动关联（图4-34~图4-35）。

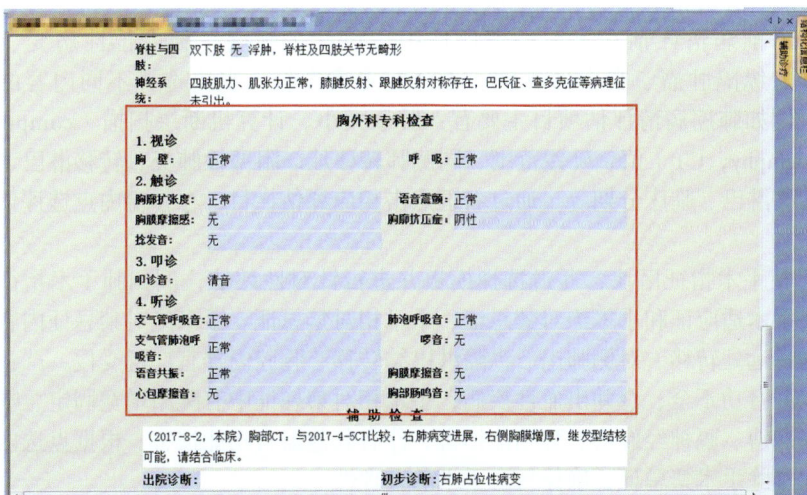

图4-34　入院记录——查体信息结构化录入

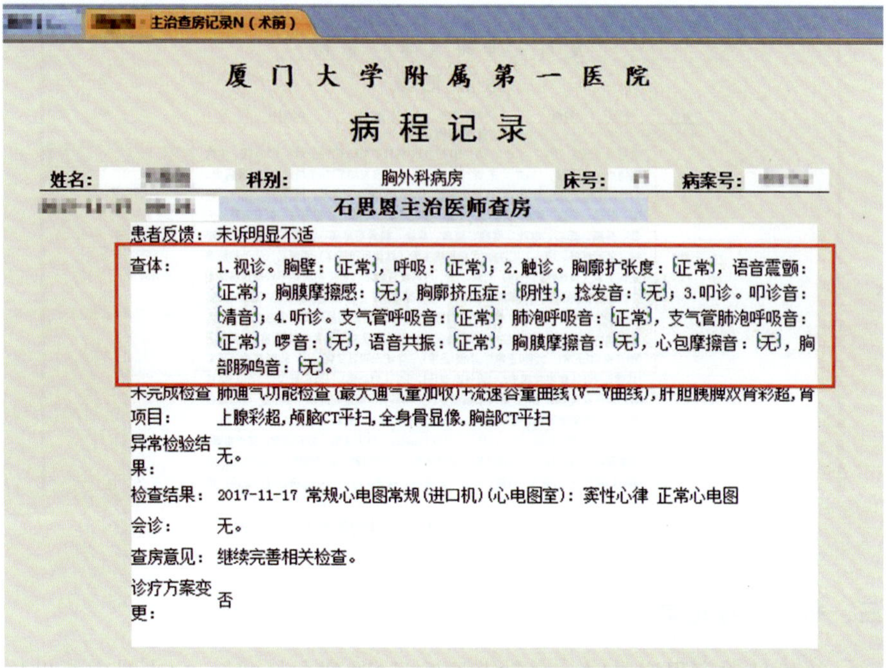

图4-35 每日病程——查体信息自动引用

四、术前讨论

术前功能评估在术前功能评估区块，通过右键点击相应评估项目，进行相应功能分级的选择，其中评估的项目有全身状况、肺功能、动脉血气分析、心功能、肝功能、肾功能和凝血功能评估。

术前病情评估在术前病情评估中，设计了肺癌、肺占位性病变、食管癌、纵隔肿瘤、自发性气胸、手汗症专病模板，点击选择不同内容的评估。例如肺癌病情评估项目主要有：肿瘤大小、计算机断层扫描（computed tomography，CT）值、外侵范围、同侧肺转移灶、阻塞性肺炎、转移淋巴、远处转移淋巴、临床分期等。通过右键点击相应评估栏目，在弹窗内点选评估的结果。

在手术指征区块，通过选择模板并进行针对性评估，例如肺手术指征评估有手术适应证和手术绝对禁忌证、手术相对禁忌证。手术绝对禁忌证内容分别为：远处转移、对侧肺门、纵隔淋巴结转移、胸腔内器官广泛受侵、严重心肺、肝肾功不全、合并出血性疾病；手术相对禁忌证中有隆凸增宽固定、喉返神经麻痹、膈神经麻痹、肺功能损害、伴有其他器官功能损害。根据点选内容依次排除手术禁忌证，确保每台手术的合理性。

术前小结完成术前讨论记录后，新建术前小结可自动获取相关记录。

五、手术摘要

设计术后结构化记录表单，根据专病模板选择相应的数据节点，主要记录节点有：手术方式、术中所见、手术并发症、手术总时长、留置管道、术中失血量、输血、有无植入物、快速冰冻等，这些数据节点均可扩展，例如手术方式选择胸部手术方式，二次扩展为肺部小结节定位技术、电视胸腔镜手术、开胸手术、机器人胸外科手术（预留）、中转开胸手术。其中电视胸腔镜手术又扩展为：单孔、两孔、三孔、四孔胸腔镜手术；根据专病模板，选择术中所见重要信息，例如肺癌根治术中结构化节点有：胸腔内粘连、胸腔积液、胸腔内其他占位、肿瘤定位（内置节点：左上叶、左下叶、右上叶、右中叶、右下叶）、肿瘤最大径、肿瘤表面胸膜凹陷、肿瘤外侵（内置节点累及范围：相邻肺叶、叶支气管、主支气管、胸壁等）、手术切除范围、淋巴结清扫情况（左侧：5、6、7、9、10L、11；右侧：2R、4R、7、9、10R、11）、预计转移性淋巴结、手术并发症（例有：呼吸系统并发症——持续性漏气、气胸、手术后胸腔积液等）、手术总时长、术中失血量、术后诊断、术后处理措施（自动获取）等。

结构化手术方式展示：支持拓展，选择手术方式大类及子类别。

结构化手术并发症展示：支持拓展，选择并发症大类及其子类别。

六、术后病程

新建日常病程记录时，自动记录术后天数（用于标记术后事件的时间点），除上述增加每日病程记录基本点外，增加伤口情况、引流情况、手术并发症、治疗措施、诊疗方案等数据采集点。例如，记录引流情况可手动增加多条引流管记录，包含引流管位置、通畅程度、颜色、性状、引流量、有无漏气、夹闭情况等。

结构化引流情况展示：根据患者实际情况支持拓展录入多条引流管。

七、出院小结

在出院小结"病理诊断"区块，设计标本位置、分化程度、上皮来源、病理分期、有无基因测序数据节点，其中"病理分期"节点选择所有符合病理报告的分期记录，T/N分期细则分解为独立节点，系统自动识别最高分期，并根据最新版指南自动计算病理分期。

在出院小结"主要治疗经过"区块，自动获取手术时间、手术方式、术后治疗措施。若患者未手术，可选择"非手术患者"，记录未手术的原因。

在出院小结"出院医嘱"区块，可选择出院医嘱，为下一步患者随访管理做准备

八、出院病程记录

新建出院病程记录可自动获取的项目包括：手术到出院的天数、病理诊断、病理分期、基因检测结果、手术并发症、出院诊断、出院医嘱。

结构化病历分期展示：根据T、N、M自动计算分期。

第二节 胸外科标准化、结构化电子病历实践路径

一、胸外科系统架构

厦门大学附属第一医院开发的智业胸外科结构化临床信息系统采用的是电子病历客户端系统、应用层服务器、数据库中心的三层架构模式，并基于标准的XML技术、Web Service（兼容HL7 V3.0）实现与其他系统消息交互的分布式体系。其中应用层服务器拥有独立的业务逻辑，可实现三层或多层部署方案，并根据应用需要，实现中间层应用服务器集群及负载平衡，真正适应中大型医院的可伸缩应用。技术架构如图4-36所示：

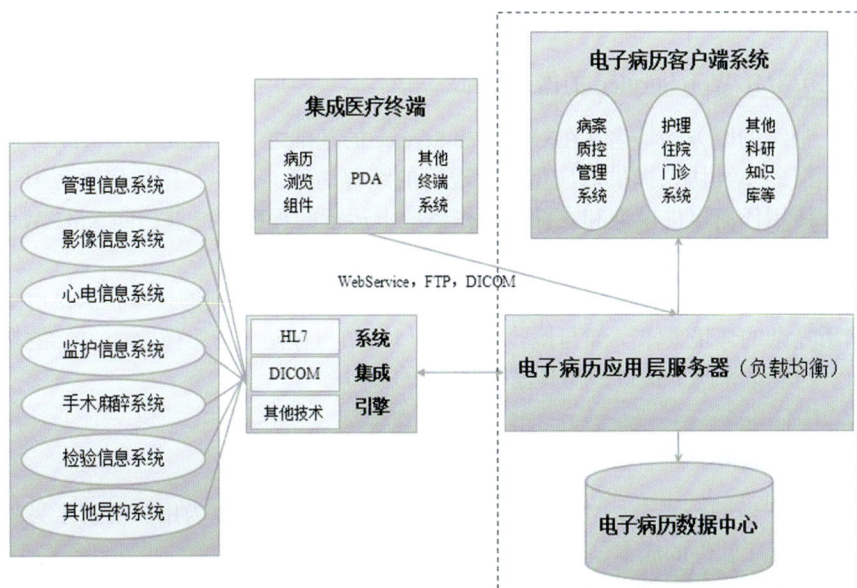

图4-36 电子病历系统技术架构图

（一）三层C/S/S（多层）架构，多应用服务器动态切换

依据病历书写业务的特点，选用多层架构，将客户端应用、应用层服务、数据服务分离，逻辑规则集中在应用服务层，减少了将来因业务逻辑变动带来的维护修改工作量，更主要的是，通过多台应用服务器的集群技术，可以

自动均衡应用负载，即当多台客户端医生工作站链接的同一台应用服务器繁忙而处理效率降低时，系统能自动寻找到集群内空闲的应用服务器并动态切换，而不影响客户端的任何操作。电子病历系统三层架构如图4-37所示。

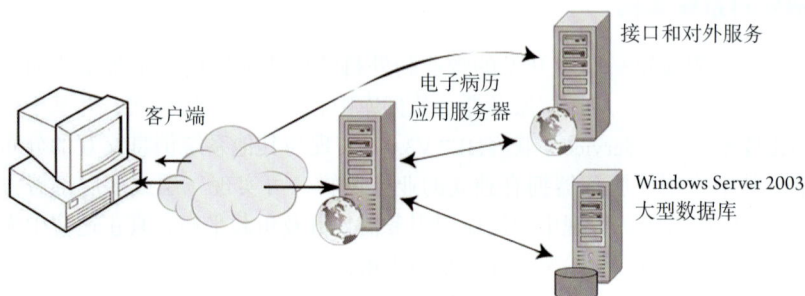

图4-37　电子病历系统三层架构模型

（二）XML Web Service 的体系结构

最终的服务端是建立在XML Web Service 的基础之上。XML Web Service 使用标准的 Web协议提供对应用程序逻辑的编程访问。这样，用任何语言编写的、使用任何组件模型和在任何操作系统上运行的程序都能够访问 XML Web Service。

基于Web Service的系统可以轻松实现各个异构系统之间的接口，满足电子病历复杂的环境要求。如与检验LIS的接口联结与存储、与影像PACS/RIS的接口、与病案系统的接口、与其他厂商HIS的接口等等。

（三）跨数据平台

只有做到跨平台，才能做到通用、易维护；并且，也为用户节省了另外购买数据库软件的成本。

二、胸外科结构化电子病历技术方案

（一）标准化支持

1. 电子病历数据元定义

电子病历数据元严格按照《电子病历系统功能应用水平分级评价方法及标准》（以下简称《标准》）方法进行定义，《标准》中的数据元，只是对某种数据类型、长度等进行定义，没有语义含义，属于某一类具有相同数据属性的集合。系统中数据元，严格来说应该是患者信息元，是患者某类信息的唯一表达。如"姓名标识对象（HR02.01.001.01）"数据元，是"姓名的标识对象的名称，如本人姓名、户主姓名、母亲姓名、丈夫姓名等，默认值为本人姓名"。系统中的数据元，是指"特定的姓名标识对象"，如"患者姓名""联系人姓名"等都是独立的数据元。

2. 电子病历数据元分类方法

电子病历数据元采用《标准》分类方法，标准分类方法，数据元被分为76个数据组，其中文档头12个数据组（其中一级10个，二级2个），文档体64个数据组（其中一级16个，二级48个）。电子病历可根据实际使用情况进行细分，如实际使用过程中，既往史往往会描述有毒物质接触史和放射性物质接触史，而《标准》数据组中没有对此进行细分，系统支持自定义数据组分类，对《标准》进行有益的补充。

3. 电子病历数据元属性

电子病历数据元属性分为2个部分，一部分是公共属性，一部分是模板相关属性。公共属性，主要根据《标准》定义属性进行定义，模板相关属性，是根据具体模板编辑需要进行定义，为系统独有的处理标识。

4. 电子病历数据元代码

电子病历数据元命名方式有两种，一种是标准数据元命名，一种是扩展数据元命名。数据元命名以类别头+数据元标识+英文命名组成。类别头为：STD（标准）、EXT（扩展）。分类依据为如果在电子病历数据标准中可以找得到对应数据元则为标准数据元；如果找不到对应数据元，则为扩展数据元。

标准数据元代码命名方式：STD_DE_XXX_XXXX。

扩展数据元代码命名方式：EXT_DE_XXX_XXXX。

相同数据元在病历中的多个位置出现，模板编辑器自动加上后缀序号进行区分，如首页上的诊断名称、编码等。后缀为数字字符，递增：STD_DE_XXX_XXXX_1、STD_DE_XXX_XXXX_2、STD_DE_XXX_XXXX_3。

5. 数据组命名及分类

数据组命名类似于数据元命名，不同的是，数据组标识为：DS。

标准数据组代码命名方式为：STD_DS_XXX_XXXX；STD_DS：意为标准数据组。

扩展数据组代码命名方式为：EXT_DS_XXX_XXXXX；EXT_DS：意为扩

展数据组。

6. 数据组的层级关系

数据组按照《标准》进行分级分类、主要分为一级数据组、二级数据组，数据组可进行扩展或细分。数据组按照文档头、文档体分为两大类，代号为 H、S。

数据组 ID 严格按照国家卫生健康委员会（原卫生部）《标准》进行命名，一级数据组采用 2 位数字字符表示，如"H.01"表示"文档标识"，二级数据组采用 3 位数字字符表示，如"S.01.001"表示"主诉"。

7. 数据元与数据组的关系

数据组与数据元是包含关系，所有的数据元，一定属于某个数据组。在系统中，数据组相当于一个带有结构化数据元的片段。解析时可作为普通的节点解析为文本。如"主诉"，虽然可以再度结构化，但解析到数据库时，作为整体解析，只保存主诉的文本内容。数据元的某些选项值（如阳性值），需要进一步利用数据组进行描述，因此具有关联关系。不同的科室对描述内容有不同的需求，因此数据组本身有派生关系。即同样的一个数据组，可能派生很多个分支，分别属于不同的科室。

（二）编辑器结构化支持

1. 数据元节点

数据元节点分为可自由编辑数据元与不可自由编辑数据元。为保证全结构化质量，一些关键数据可定义为不可自由编辑数据元节点。这样的节点设定后，用户只能通过字典选择节点值，不能对节点进行任何编辑操作。可自由编辑节点，也可以关联字典，但允许用户自己输入文本内容。允许自由录入的节点元素，在结构化时，无法获取字典映射项目代码，因为节点内容可能被修改过。建议医院将所有需要标准化数据的数据元定义为不可编辑数据元。

2. 字典扩展

国家卫生健康委员会（原卫生部）提供的标准值域代码表——即字典，在实际应用中一定存在补充、修改等问题。有序的维护、扩展标准字典有利于将来的病历数据共享利用。标准字典维护、扩展的难点在于扩展内容使用的实时性。保证了医生能够在需要使用时实时扩展，管理员能够跟踪扩展内容，重新定义标准内容并更新相关文档是选择方案的依据。根据这种特点，电子病历在结构化保存时，并不把扩展字典内容直接写入标准库，而是写入一个特殊标识"-1"，系统建立一个专门的扩展维护管理表，主要字段有"病历ID""数据元代码""字典代码""字典版本号""扩展内容"等。

（三）模板解析策略

1. 数据元分组处理办法

数据元分组，按照数据组分类方法进行，同一份病历中的数据元，如果是同一分组，又是同一后缀名，则作为一组组数据插入数据库表中。

如：STD_DE_XXX_XXXX，STD_DE_YYY_YYYY，STD_DE_ZZZ_ZZZZ如果属于同一个数据组，则原则上存入同一张表的一条记录中。STD_DE_XXX_XXXX_1，STD_DE_YYY_YYYY_1，STD_DE_ZZZ_ZZZZ_1，也存入同一张表的同一条记录中。

2. 数据元与数据库映射关系建立

数据元直接映射到数据库表字段，主要属性有：数据元ID、表字段名称、表字段数据类型、最大长度。数据元与数据库表可通过两种方式进行关联，一种是通过数据组与数据库表做一对一映射，从而属于该组的数据元与数据库表字段进行一一映射；另一种方法是配置数据元映射时，直接指定表格名称。综合考虑为了结构化的规范性，使用第一种方法，做到严格意义上的一一对应，即数据组与数据库表一一对应，从而便于维护管理。

3. 数据组与片段的关联关系

在病历中，数据组的引用以片段体现。因此数据组和片段具有关联关系。之所以进行关联，是因为同一个数据组可能需要多种结构化片段表述，用户可通过快捷选择切换不同的结构化片段，典型的有"主诉"，一种为症状描述，另一种为"疾病名称+术后"描述。

（四）标准库构建

1. 标准库

标准库是可以独立部署的库，不依赖于现在的电子病历库，另外，标准库是集成数据平台的一部分。第一点说明，标准库可以部署在电子病历库里，有自己独立的表空间ZEMRSTD；也可以自建一个库，不依赖于任何其他库。第二点说明，标准库是集成数据平台的一部分，其中基础数据字典就是重叠的部分，即集成平台的其他部分和标准库共享基础字典。电子病历针对标准库开发类似于HIS接口的组件独立管理标准库，从而屏蔽标准库部署的物理复杂度。标准库连接管理可等同于临床路径、检查检验等数据库链接管理。

2. 标准表

《标准》中对于数据组的定义有两种方式，一种为枚举式，即数据组涉及的关键项逐一列出；一种为键值式，即列出关键项名称、值的方式。在构建数据库表时，第一种方式，可直接将关键项作为表字段，存储时对于一次记录，只产生一条数据；第二种方式，键值式，如果直接采用这种方式构建表，结构化数据必须经过转换才可以写入表，前端医生表达习惯，病历展现习惯都是枚举式的，因此针对键值式的数据，在构建表时将其转换为枚举式表格。

对于一些数据组，《标准》中做了集中，而实际应用多可分别表达，因此标准库将这样的数据组作为标准数据组的二级数据组进行扩展，在标准库中使用不同的表格。

3. 标准表扩展

标准表的命名规则为ZEMR_STD_XXX_XXXX。《标准》中没有对标准库进行任何定义，标准库只是基于《标准》中数据元、数据组的定义人为创建的。因此标准表名不存在扩展问题，凡是病历内容需要，而标准库没有明确定义数据组的内容，都可以作为标准表需求进行构建。标准表字段名以《标准》中规定的数据元代码命名。关于扩展字段的命名，如果以《标准》中规定的数据元代码进行命名，则存在识别问题，将会为以后的数据库表维护及理解带来困难。因此综合考虑，标准表的扩展字段采用扩展头加英文构成，格式如"EXT_XXX_XXXX"。

（五）数据存取

电子病历数据的《标准》，其实是结构化文档数据的标准，因此基于《标准》构建的标准库存储的也应该是病历的结构化数据，即结构化病历。基于这个基础，智业电子病历标准库存储的主索引为病历ID，为了方便将来的检索、查询，增加创建时间、最后修改时间等字段。不同病历之间有相同的数据组内容，以病历ID为主键进行分别保存。两种方法保证病历间相关信息的一致性，一种是做只读的自动域引用，将一个病历中的信息引用到另一个病历，保证信息的一致性；另一种方式是使用病历间质量控制，保证病历间信息的一致性。

第三节 胸外科标准化、结构化电子病历应用条件

    医院的电子病历建设是整个医院信息化建设的一部分，而胸外科标准化、结构电子病历也是整个医院信息化建设的一部分。胸外科标准化、结构化电子病历本质上是胸外科专科电子病历，但与一般的电子病历系统应用不同，专科电子病历更专注于为胸外科临床诊疗服务，体现胸外科专科诊疗的特色，为全面提升胸外科诊疗水平和临床诊疗服务提供支持。

    胸外科标化、结构化电子病历系统作为胸外科专科临床信息管理的核心，它本身并不是一个孤立的系统，它需要最基本的信息化基础条件和相关系统作为支撑，应包括但不限于以下应用条件要素：

    （1）系统设计须符合国家卫生健康委员会（原卫生部）《病历书写规范》《电子病历基本规范（试行）》《电子病历功能规范与分级评价标准》《电子病历基本架构与数据标准（试行）》。

    （2）为了真正达到信息存储和交换的要求，采用标准的信息格式和信息编码方案，采用了国际和国家有关部门的信息标准，包括DICOM-3医学图像传输标准、HL7—医学电子数据交换标准、ICD—国际疾病分类、ICPC—国际社区医疗分类、DSM—精神病的诊断和统计手册、SNOMED CT—临床医学术语系统化命名、ICD-O—国际肿瘤疾病分类、CPT—通用过程术语、ICPM—国际医疗过程分类等）。

    （3）接口集成方式主要采用动态链接库、WEB SERVICE方式或者HL7消息方式，完成与HIS、LIS、PACS、病理、体检、合理用药、院感、输血管理、临床路径、病案管理、手术室、麻醉科等系统的集成。

第四节 胸外科标准化、结构化电子病历应用

一、病历实现的内容

厦门市第五医院胸外科智能化电子病历主要实现以下几个方面的内容：

（1）根据《胸外科疾病标准化诊疗术语标准》结合胸外科实际诊疗和科研统计的要求，构建胸外科电子病历标准化诊疗智能域字典。

（2）通过数据库点对点实现外部系统病历生成和数据利用。在电子病历中可自动获取院内关联结构的检验检查结果、医嘱、院前用药、会诊记录等信息。

（3）实现模板关联病种。

（4）嵌套式智能域结构化节点。胸外科电子病历的每一个节点都包含了专科选项智能域字典，智能域嵌套智能域。例如，既往史属于智能域，里面嵌套多个小智能域。个人史中的"吸烟史"在字典选项上提供了"无吸烟史"和"有吸烟史"，医生选择"有吸烟史"，自动生成有吸烟史的详细描述："吸烟时长""吸烟量(支/每年)""戒烟标志"等。采用了定义好的嵌套智能域字典，有效规避了风格的不统一。

（5）多个模板使用同一个智能域知识库，配置相同智能域路径知识库。达到统一效果。

（6）诊断与手术实现结构化、标准化录入。通过统一录入窗口进行选择录入。实现诊断、手术的标准化。

二、结构化病历的实现方式

（一）组织架构

医院抽调技术骨干，成立专项攻关小组。

医务部：负责组织标准的学习与解读；业务流程的制定与业务部门间的协调；标准化病历的确认及发布。

胸外科：梳理病种及医疗文书内容；对照《胸外科疾病标准化诊疗术语标准》标准分解病历结构化节点；校验病历结构化节点内容的准确性及运用体验。

信息中心：按标准建立标准术语智能域知识库字典；根据标准术语字典进行结构化节点内容维护；完善电子病历功能及信息的互联互通。

质控科：按标准术语集梳理专科病历的质控点；制定、发布质控要求；校验质控数据的准确性。

（二）系统实践

基于电子病历系统建立标准智能域知识术语库。将标准化术语节点结构化，然后根据结构化节点维护知识库内容（图4-38~图4-40）。

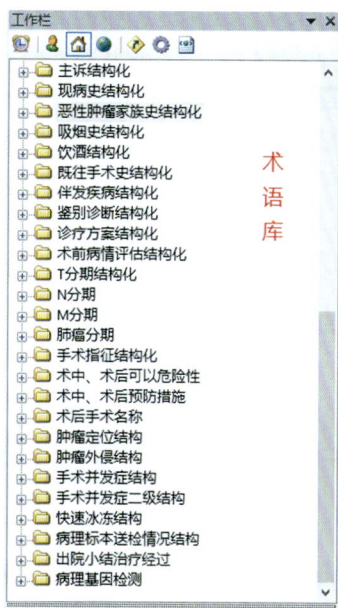

图4-38 标准化数据库

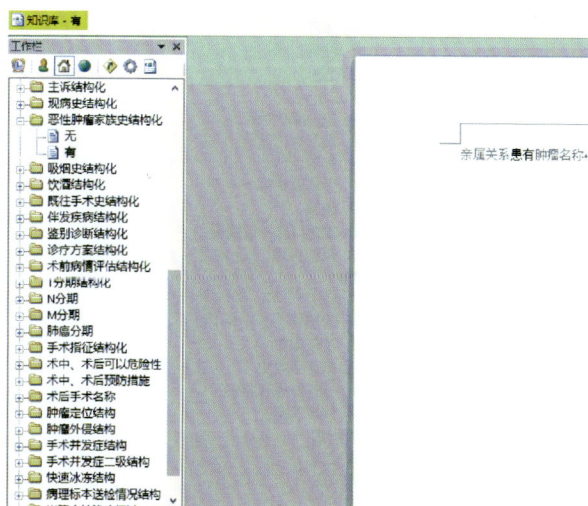

图4-39 数据库二级指标

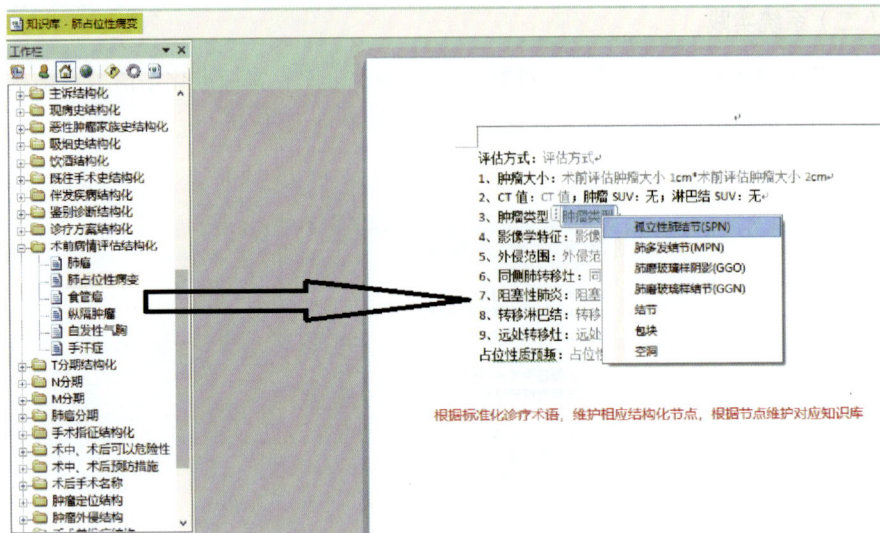

图4-40　数据库内置表单

　　根据标准化诊疗术语生成的节点，维护病历结构化内容，最后配置知识库内容，运用到病历中（图4-41~图4-44）。

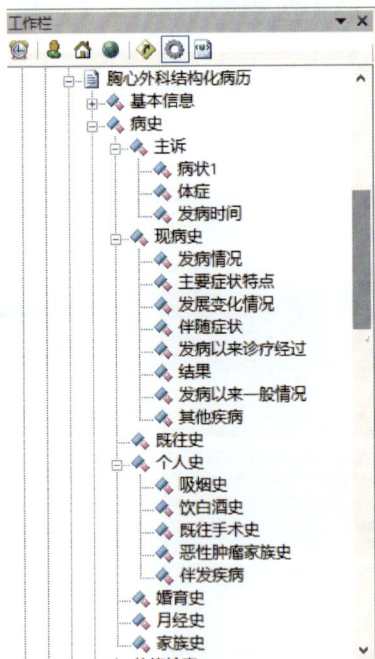

图4-41　主诉结构化节点

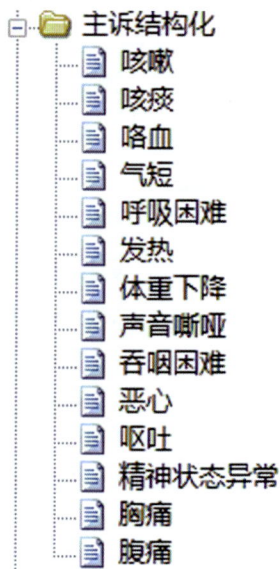

图4-42 数据结构化节点

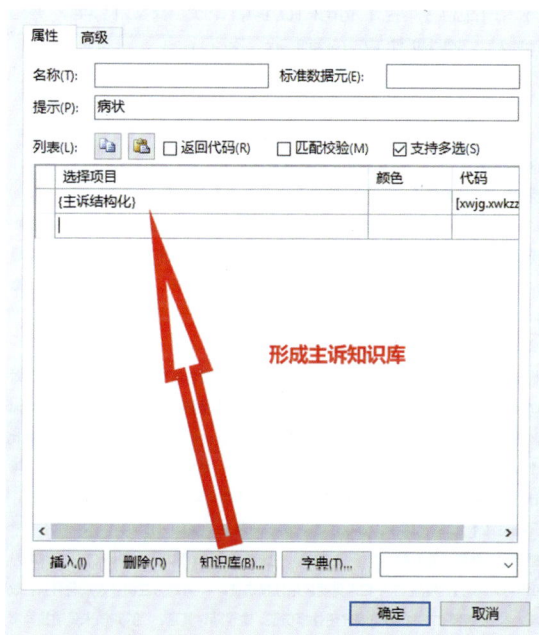

图4-43 主诉知识库

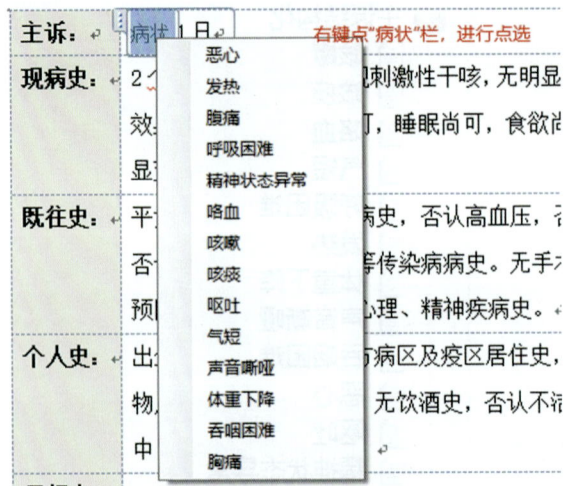

图4-44　主诉知识库应用展示

　　根据电子病历系统特点，设计系统数据库点对点获取数据方案，实现信息数据共享。在电子病历中可自动获取院内关联结构的检验检查结果、医嘱、院前用药、会诊记录等信息。基于标准化术语的过敏史管理，建立统一录入窗口，实现一个地方录入，全域共享（图4-45~图4-46）。

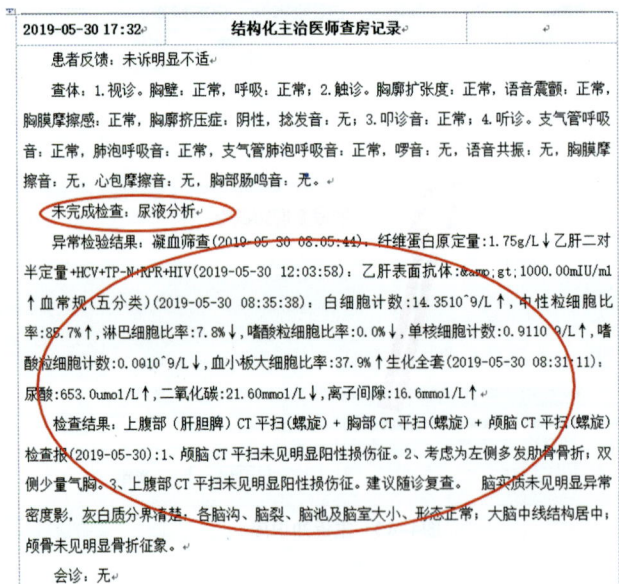

图4-45　数据点对点获取

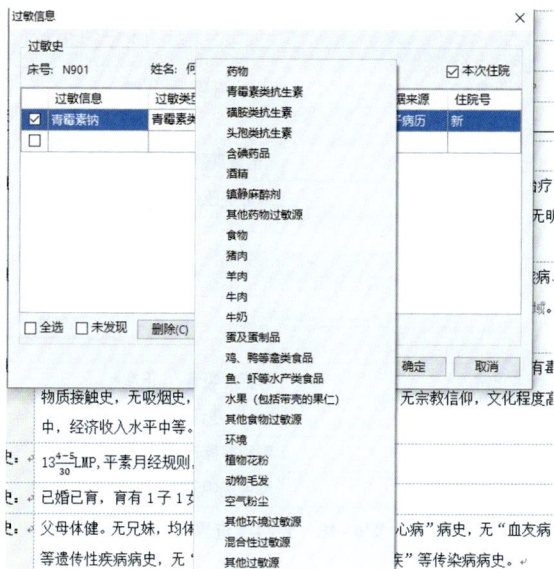

図4-46　过敏史录入

　　根据胸外病历特点，完善病历模板，设置专科、标准的结构化节点。例如术前评估、专科情况、手术指征、出院小结病理诊断等（图4-47~图4-50）。

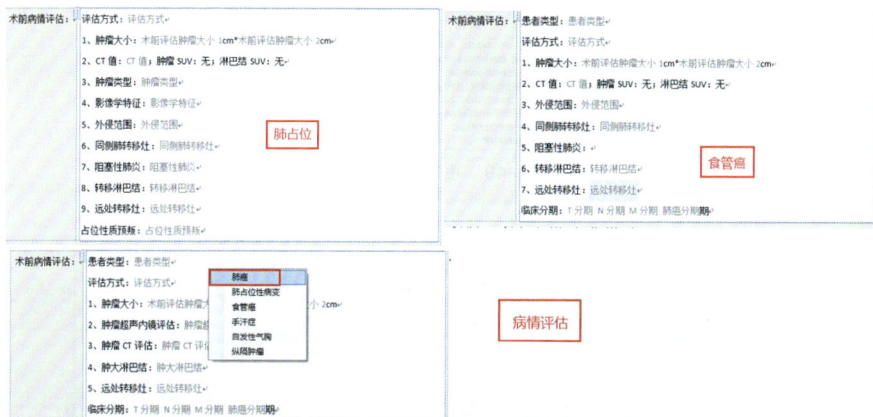

图4-4/　病情评估表单

59

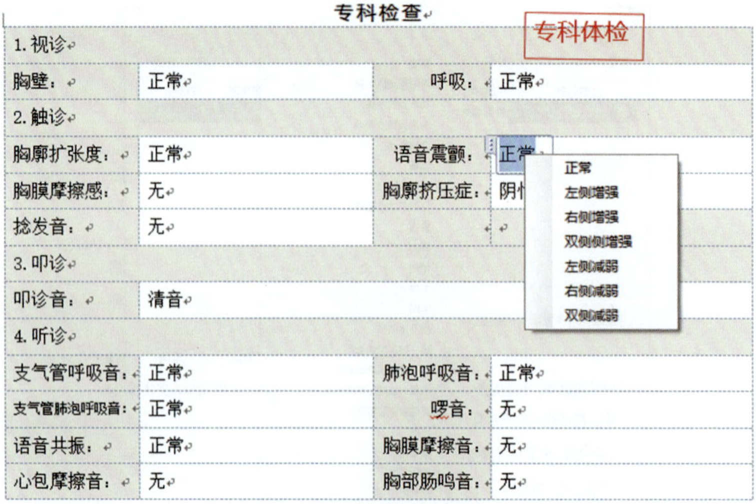

图4-48　专科检查界面

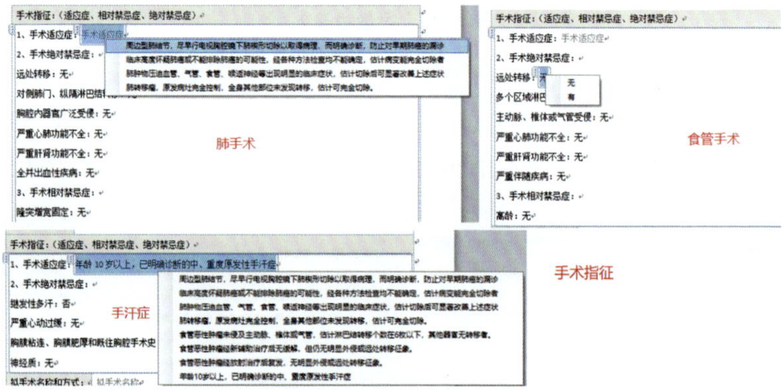

图4-49　手术指征评估

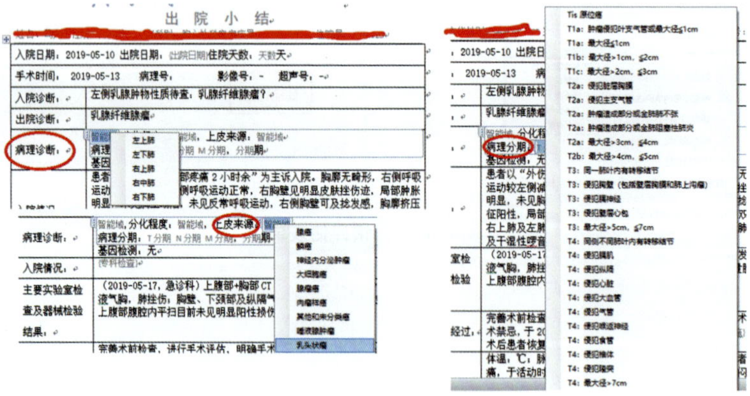

图4-50　病理自动分期计算

（三）字典引用

在模板智能域中设置数据所关联字典，单击右键即可弹出相应字典。医护工作站中，打开结构化模板编辑病历时，含有字典项的结构化元素可以单击右键引用字典，在弹出的字典框里可以进行快速查找，字典引用可以单值引用或者多值引用。

（四）智能域与智能域之间动态联动

一个智能域选项，可以联动另外一个智能内容，当智能域项被选择时，替换为相应的联动内容（图4-51）。

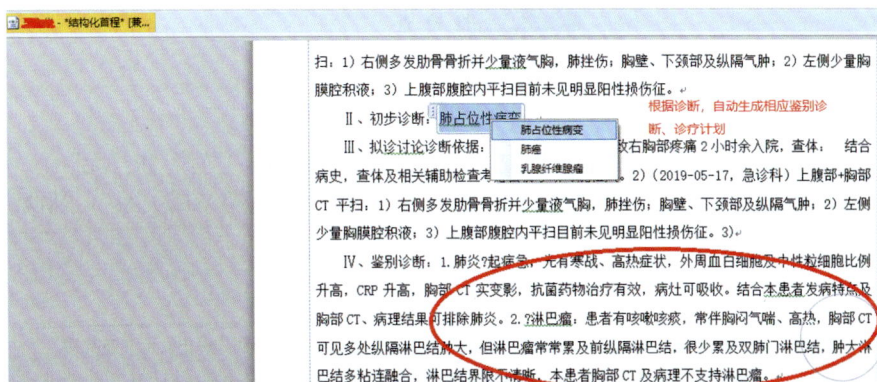

图4-51　根据诊断联动内容

（五）医技、医嘱等引用

选择病历需要引用的地方，点击"医技报告"或"插入"按钮，弹出医技、医嘱项目等引用窗口。

（六）智能域嵌套智能域

胸外科电子病历的每一个节点都包含了专科选项智能域字典，智能域嵌套智能域。例如，既往史属于智能域，里面嵌套多个小智能域。家族史中的"恶性肿瘤家族史"在字典选项上提供了"无"和"有"，医生选择"有"，自动生成有恶性肿瘤家族史的详细描述："亲属关系""肿瘤名称"。我们采用了定义好的嵌套智能域字典，有效规避了风格的不统一（图4-52~图4-53）。

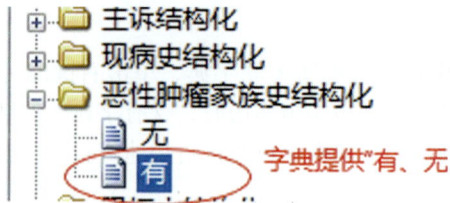

图4-52　嵌套式数据结构点

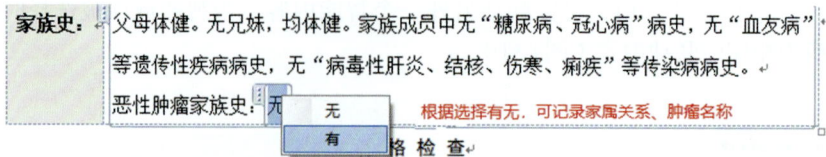

图4-53　嵌套式数据结构点

　　家族史中的"恶性肿瘤家族史"在字典选项上提供了"有"和"无"。

　　医生选择"有"，自动生成有吸烟史的详细描述："亲属关系""肿瘤名称"（图4-54）。

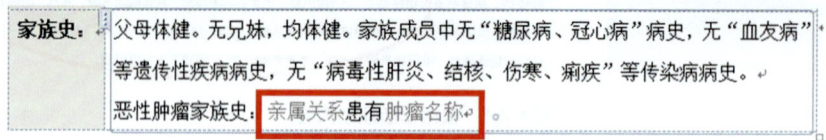

图4-54　嵌套式数据结构点

　　在"亲属关系""肿瘤名称"中也做了一层嵌套，假如选择"亲属关系"，那么出现选项（图4-55）。

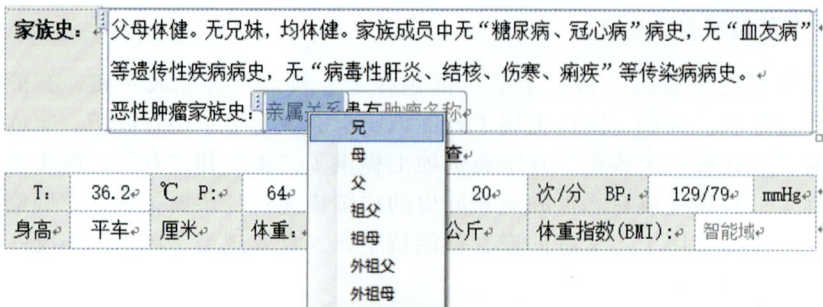

图4-55　嵌套式数据结构点

三、总结

　　运用《胸外科疾病标准化诊疗术语标准》，通过配置智能域、字典、知识库等，实现病历快速录入，真正提高了临床工作效率，减轻医生工作负担。借助标准化、结构化的标准架构和智能化控制，一方面提高临床医疗质量，使胸外科的信息化达到专科化、标准化，另一方面为以后的科研、大数据分析打下坚实的基础。

第五节　胸外科智能化电子病历的实现

　　胸外科智能化电子病历主要实现以下几个方面的内容：

　　（1）根据《胸外科疾病标准化诊疗术语标准》，结合胸外科实际诊疗和科研统计的要求，构建胸外科电子病历标准化诊疗术语标准库，存储在CDR上面供调用。

　　（2）通过接口实现外部系统病历生成和数据利用。在电子病历中可自动获取院内或其他关联结构的检验检查结果、医嘱、院前用药、会诊记录等信息。

　　（3）实现模板关联病种、性别，可根据诊断或患者的性别推荐相关模板。

　　（4）嵌套式结构化节点。胸外科电子病历的每一个节点都包含了专科字典，节点嵌套节点，字典嵌套字典。例如，既往史属于大节点，里面嵌套多个数据元小节点。个人史中的"吸烟史"在字典选项上提供了"无吸烟史"和"有吸烟史"，医生选择"有吸烟史"，自动生成有吸烟史的详细描述："吸烟时长""吸烟量（支/每年）""戒烟标志"等。这样有效减少了医生手工书写的内容，提高效率，减少差错。同时，在一定程度上也规范了医生书写病历的标准，毕竟每位医生都有自己的书写病历风格，我们采用了定义好的嵌套字典，有效规避了风格的不统一。

　　（5）多信息节点共享调用。通过结构化的电子病历，将病史、查体、化验检查结果、治疗方法和预后联系在一起，并分析出最科学的临床路径。多个模板使用同一个节点，避免信息重复录入，例如入院记录中主诉、现病史、既往史等信息与首次病程中使用相同的节点，入院记录完善后自动生成首次病程记录。

　　（6）字典关联片段功能，减少手工录入。电子病历不应该为结构化而结构化，需要医生逐条录入，很不方便。多层次结构化的电子病历更方便医生的录入，例如，描述体检发现的情况，主诉为:体检发现左肺多发肿物。通过下拉菜单，先选择出"体检发现"；在子菜单中选择方向"左/左上/左下/右/右上/右中/右下/前/前上/中/后/后上/后下"；再相继选择器官"肺/纵隔/食管/胸壁/肋骨"，最后选择类型"结节/包块/肿物/肿瘤"。通过数据量化标准的模式，把文字录入式的描述降到了最少。这样，操作虽然简单，但得出的病历却很详尽。

　　（7）多信息节点片段。按病种制作相关片段，医生按F10键弹出相关片段，根据患者的诊断不同，可选择不同内容的片段进行使用，每个片段中的内容都可以进行结构化。

（8）诊断与手术实现结构化、标准化录入。非结构化的病历，诊断录入时只录入诊断名称，而诊断支持结构化录入后，支持录入方位、部位及诊断说明。例如患者的诊断为肺恶性肿瘤，非结构化时医生可能只写"肺恶性肿瘤"，诊断结构化、标准化以后，医生可将诊断描述为"右上肺恶性肿瘤（腺癌）"；手术结构化也是一样的作用，例如原本为"胸腔镜下肺癌根治术"，支持结构化录入以后，医生可以对手术名称进行补充说明为"胸腔镜肺癌根治术（右上肺）"，使手术名称更加详细。

附录一　厦门大学附属第一医院信息化建设简史

　　厦门大学附属第一医院创办于1937年，前身为福建省立医院，经过80余年的发展，现已形成拥有一家总院、3家院内院、6个院区、2家护理院、6个社区卫生服务中心的医疗集群，是集医疗、教学、科研、预防、康复为一体的闽西南规模最大的三级甲等综合性医院。福建省首家通过国际JCI（Joint Commission International）认证，全球为数不多通过HIMSS门诊和住院七级认证的医院。2018年，在香港艾力比医院管理研究中心中国顶级医院排行榜排名94名，中国医院信息互联互通HIC排名第7名。

　　厦门大学附属第一医院信息化建设是以电子病历为核心，形成临床、医技科室的全面信息化服务，为业务科室提供智能化、结构化的服务支撑。以医院信息平台为支撑，梳理在用业务流程，实现信息交换过程的全程追溯和实时监管，建立统一的数据中心，为临床决策、运营决策奠定数据基础。利用一卡通、全自助、全预约打造便民服务模式，提高就诊流程的效率和服务质量。建立医院运营管理平台，实现人、财、物精细化管理，为行政、后勤、辅助科室信息实现全面共享，形成与临床工作的无缝化对接。利用移动互联网技术，实现诊疗的床边服务，把医务人员从繁重的临床外工作中解脱出来，将时间还给患者。打造互联网医院，实现在线医疗，拉近医患距离，促进医患关系和谐，提高老百姓的就医体验。

一、医院信息化建设历程

　　医院信息化建设是一个持续改进，不断前进的过程，该院在2003年前就开启信息化建设，在2006重新针对医院的发展现状及未来进行流程梳理和建设（图F1-1），主要建设历程如下：

　　2006年，重新对信息系统进行选型，探索新的信息化建设模式。

　　2007年，启动信息系统全面改造升级，对基础业务系统进行完善化建设。

2008年，开展"全自助、全预约"服务，让患者利用自助机进行自助业务操作，提升门诊诊疗服务水平。

2009年，进行以电子病历为核心的临床信息系统建设，提高临床的服务效率和质量，为患者提供安全、高效的临床诊疗服务。

构建医疗集团，实现医疗协作，响应国家分级诊疗的政策导向，带动二级医院、基层医院的协同发展。开展与中国人民解放军总医院的合作，实现远程会诊，掌握诊治先机，实现信息惠民便民。

2010年，开展院内移动医疗应用，通过无线网络为医护人员床边诊疗提供实时、动态的支撑服务。

2011年，开展运营管理系统建设，推进医院精细化管理。

2012年—2013年，建设医院信息集成平台，整合优化医院业务流程。

2014年，开展JCI认证，提高医疗管理服务水平，医疗管理水平在福建省内率先与国际接轨。

2015年，开展"分级诊疗"及"儿童健康管理"，探索居民健康管理新模式，缓解居民老百姓"看病难，看病贵"的现状。

2016年，基于国际HIMSS评审标准，对医院整体信息化进行全面升级改造，通过固化JCI管理理念，不断地持续改进（PDCA，即plan、do、check、act），并于2016年10月通过国际HIMSS EMARM六级医院认证。

2017年，启动HIMSS EMARM七级医院认证，并于2017年8月通过国际HIMSS EMARM七级医院认证，并着手医疗大数据的相关应用研究。

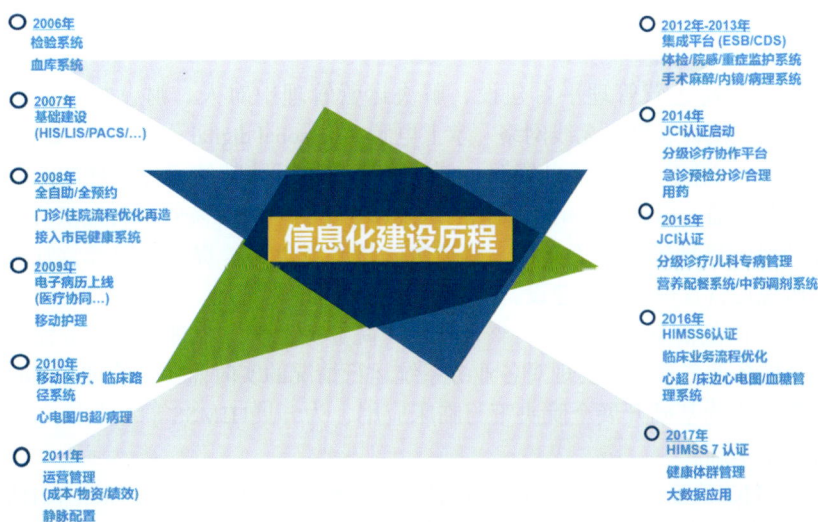

2006年
检验系统
血库系统

2007年
基础建设
(HIS/LIS/PACS/...)

2008年
全自助/全预约
门诊/住院流程优化再造
接入市民健康系统

2008年
电子病历上线
(医疗协同...)
移动护理

2010年
移动医疗、临床路径系统
心电图/B超/病理

2011年
运营管理
(成本/物资/绩效)
静脉配置

2012年-2013年
集成平台(ESB/CDS)
体检/院感/重症监护系统
手术麻醉/内镜/病理系统

2014年
JCI认证启动
分级诊疗协作平台
急诊预检分诊/合理用药

2015年
JCI认证
分级诊疗/儿科专病管理
营养配餐系统/中药调剂系统

2016年
HIMSS6认证
临床业务流程优化
心超/床边心电图/血糖管理系统

2017年
HIMSS 7认证
健康体群管理
大数据应用

信息化建设历程

图F1-1　信息化建设历程

二、应用成效、特色与亮点

医院经过十几年的信息化建设，主要有以下建设成效：全面开展全自助服务，患者可通过多功能自助服务一体机完成自助服务。在全程自助服务模式下，医院将以往的大门诊转型为各个科室的小门诊。降低患者排队等候时间，营造轻松有序的就诊环境。开展全预约诊疗，患者可以通过电话、网络、短信、手机APP、微信、自助机等方式预约就诊的科室和检查项目的医生及时间。全预约管理能有效地分流人群，解决排队拥挤的问题。

以电子病历为核心的临床信息系统建设，提高临床诊疗服务效率和服务质量，为患者提供更安全、高效的临床服务。构建统一的数据中心，实现信息高度共享，建立标准化、结构化、智能化的临床信息平台，规范临床医疗行为、改善临床服务质量。开展院内移动医疗应用，结合无线和移动设备，形成临床医嘱闭环管理，实现医嘱床边诊疗的及时性，全面提升床边诊疗服务质量。

为进一步促进医疗资源的合理分布，应厦门市医疗卫生行政改革要求，积极响应国家分级诊疗的制度。医院接管了市内外6所分院，2个护理院以及6个社区卫生服务中心，构建医疗集团，借助互联网技术，以慢性病和儿童健康管理为切入点，实现专科医生资源下沉，实现大医院带动二级医院、基层医院协同发展。充分利用各社区、分院的服务功能和网点资源，促使基本医疗逐步下沉社区。实现利益责任共同体，分工明确：三级医院诊疗大病，二级医院诊断常见病、多发病，社区中心负责提供便捷的医疗服务及上门随访服务。通过开展远程会诊、远程诊断，就近看病，简化就诊程序并有效节约看病成本，实现信息惠医、便民，让百姓得到实实在在的实惠。后续提供多维度统计分析，方便管理部门及时了解医院范围内儿科患病情况，为管理部门数字监管与科学决策提供有利依据。

开展医院运营管理平台建设，解决运营管理中对人、财、物的资源保障，充分利用物联网、无线网络、掌上电脑（personal digital assistant，PDA）等技术，整合医院已有的信息资源，创建一套支持医院整体运行管理的统一高效、互联互通、信息共享的精细化的医院HRP平台。为医院管理者提供科学、量化的经营管理辅助决策支持，打造医院核心竞争力，提高医院经营管理水平。医院运营管理系统的建设，推进了医院的精细化管理。

建设医院信息集成平台，整合优化医院业务流程。梳理院内业务流程，接入全院各业务系统，实现对各业务系统运行情况的实时监控与管理。同时，以数据中心为基础开展全院决策与临床应用，为开展HIMSS等级评审、JCI评审等奠定基础。

开展JCI认证，评判医院PDCA的持续改进管理流程合理性，根据JCI认证的评审标准梳理医院行政管理、临床业务管理流程，并通过信息化辅助措施给予实现，提高患者安全及诊疗质量。医院评审通过HIMSS门诊和住院七级，取得走向国际市场、参与国际竞争的"通行证"。

附录二　智能化电子病历书写指引

智能化电子病历书写步骤见图F2-1~图F2-38。

一、按病种模板创建病历

登录医生工作站，在"病人导航栏"的患者列表中选择一个患者，单击右键在右键菜单中选择"新建病历"，在弹出的新建对话框中选择结构化模板新建病历（图F2-1~图F2-3）。

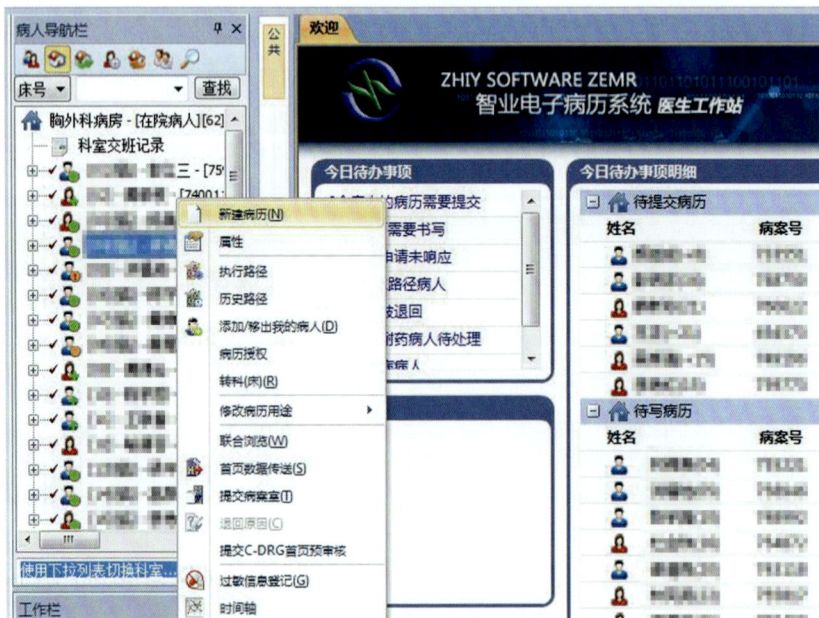

图F2-1　新建病历1

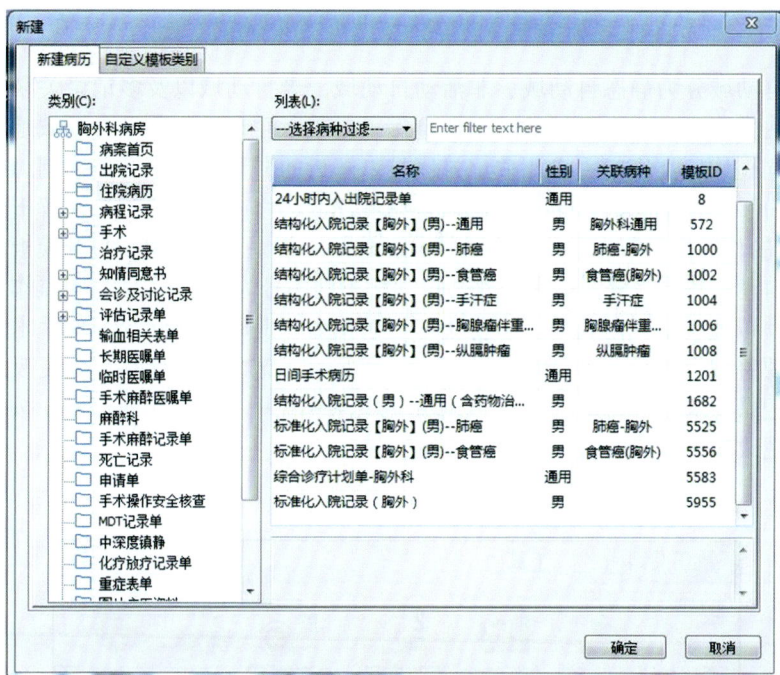

图F2-2　新建病历2

图F2-3　录入信息

二、自动域获取

自动域分为静态自动域、非活动自动域、老自动域以及多记录关联自动域等。多记录关联自动域的一个典型例子是手术自动域。手术自动域是根据新建同一病历类别的手术相关记录序号来解析的，以手术记录单为例。新建第一份手术记录单时，第一次从老自动域获取，修改后保存时自动解析到序号为1的相关信息节点中作为自动域；新建第二份手术记录单，打开模板时也从老自动域获取，修改后保存时会自动解析到序号为2的相关信息节点作为自动域；以此类推。若新建了多份手术记录单后，此时如删除第一份手术记录单后要补建第一份手术记录单，需在新建完手术记录单并保存后，更改该份手术记录单的序号为1，在医生工作站工具菜单栏中有个"更改序号"按钮可用于更改序号（图F2-4）。

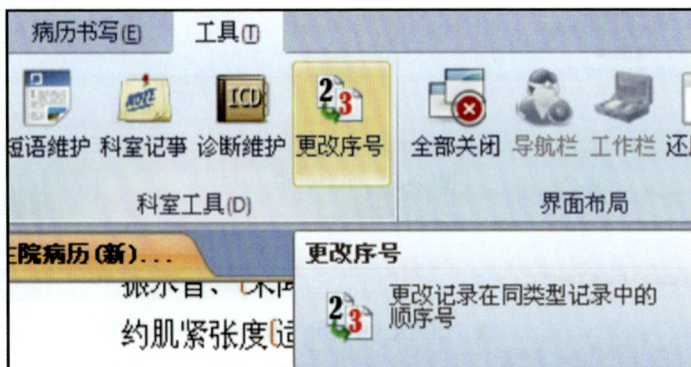

图F2-4　更改序号

三、字典引用

在模板编辑器中设置数据元关联字典，右键即可弹出相应字典。医护工作站中，打开结构化模板编辑病历时，含有字典项的结构化元素可以右键引用字典，在弹出的字典框里可以进行快速查找，字典引用可以单值引用或者多值引用。

四、字典动态关联片段

一个节点所关联的字典的字典项，可以关联片段，当字典项被选择时，替换为相应的关联片段。

五、节点确认

默认情况下，非只读数据元节点都是未确认节点都需要用户进行确认，确认后节点标签由橙色变为蓝色，在病历保存时系统自动检索未确认标签，提醒用户，该处需要确认，避免病历内容质量问题。

六、质控提示

设置结构化病案首页中信息节点"门诊诊断"的模板属性，在医生工作站新建病案首页时，未填写门诊诊断值保存会弹出质控提示对话框（图F2-5）。

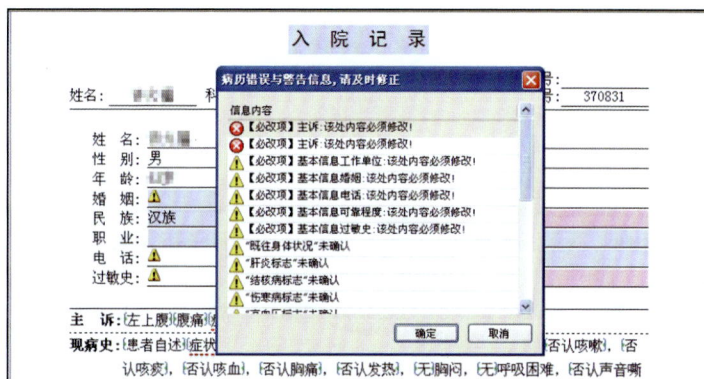

图F2-5　入院记录

七、综合引用

选择病历需要引用的地方，右键单击"综合引用"，弹出综合引用窗口（图F2-6）。

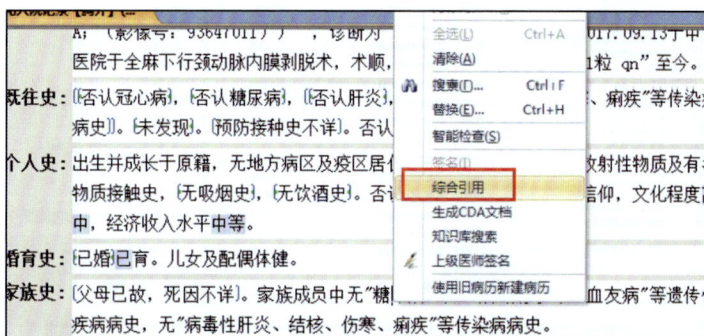

图F2-6　综合引用

八、诊断录入

结构化病案首页，在"主要诊断"与"其它诊断"点击任意键弹出诊断录入对话框，点击"新增诊断"弹出新增诊断对话框，点击人体图中管理工作站维护的部位即弹出维护诊断进行相应的诊断引用。

新增诊断：单击"新增诊断"，在新增诊断空白处行任意键，弹出诊断字典，默认显示所有诊断，可以选择自定义、ICD-10、常用或者人体图，进行模糊搜索，如果字典没有同步，手动单击"同步字典"同步（图F2-8~图F2-11）。

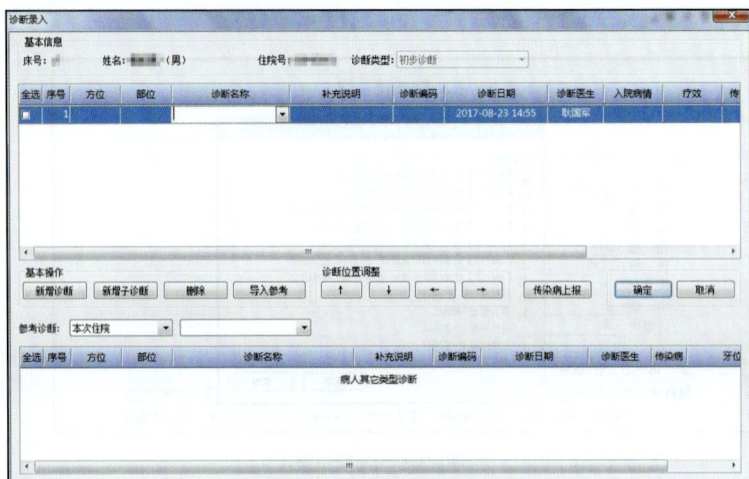

图F2-7　结构化病案首页

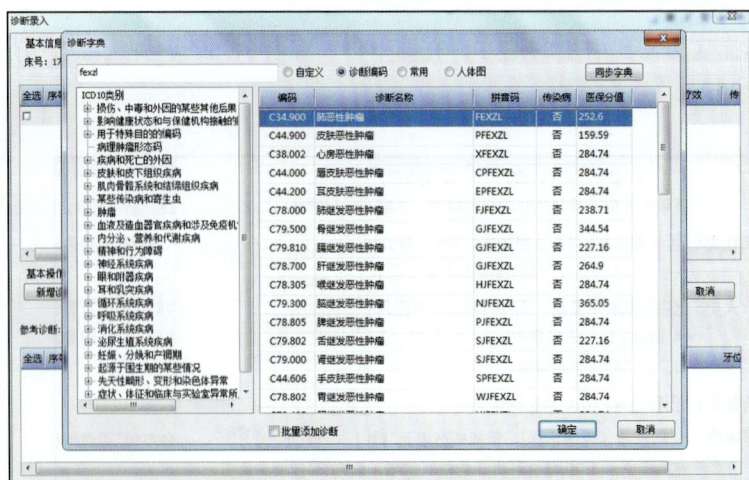

图F2-8　诊断录入1

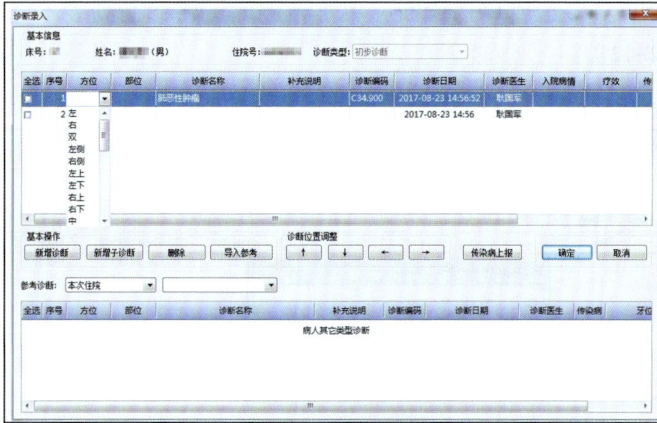

图F2-9　诊断录入2

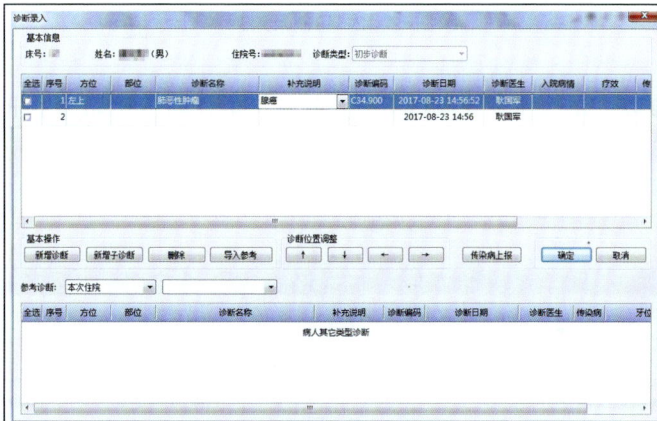

图F2-10　诊断录入3

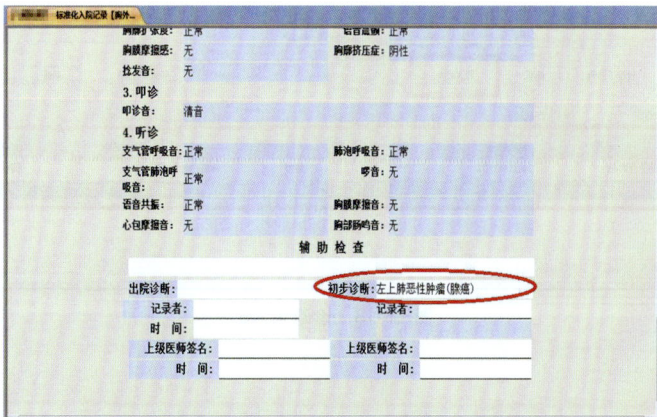

图F2-11　诊断录入4

　　删除诊断：多选或单选诊断，单击"删除"将诊断列表下选中的诊断删除（图F2-12）。

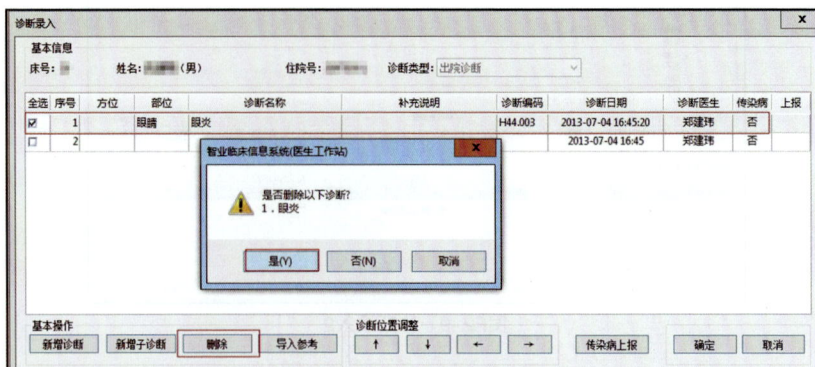

图F2-12　诊断录入5

　　导入参考：在诊断录入窗口下方选择参考的诊断，比如选中出院诊断，出院诊断的诊断显示在参考列表下，勾选单个或多个选项单击"导入参考"，将参考的诊断导入到了要新增的诊断列表下（图F2-13）。

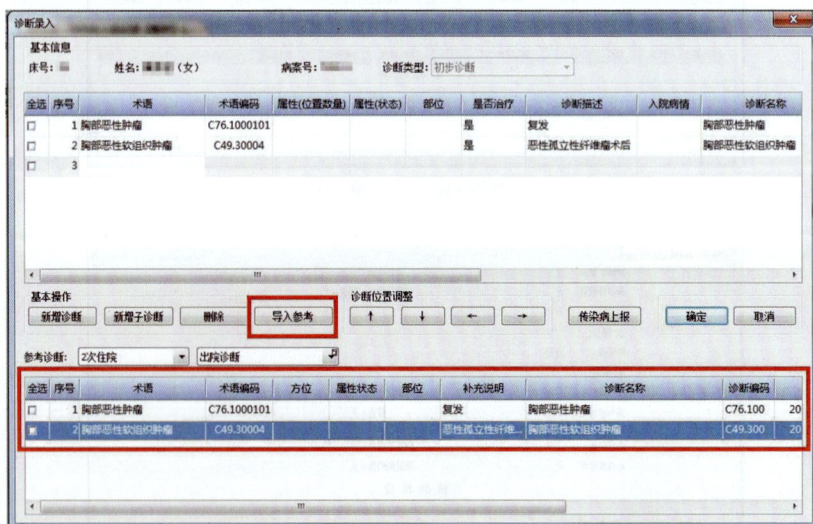

图F2-13　诊断录入6

诊断位置调整：向上或向下调整诊断列表中诊断的位置（图F2-14）。

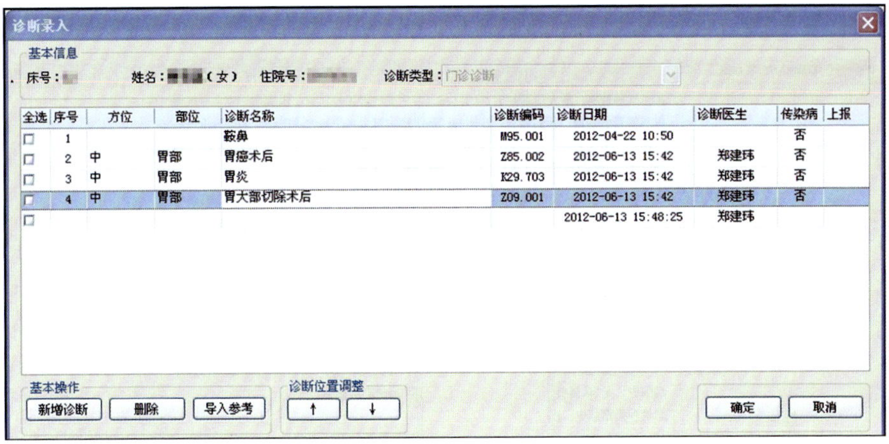

图F2-14　诊断录入7

九、上级医生签名

在需要上级医生签名的地方，单击右键选择上级医生签名，弹出提示框，提示上级医生签名后下级医生不能修改病历，只能上级医生才能修改病历。

十、结构化节点嵌套

胸外科结构化入院记录，括号内容代表结构化节点，每一个节点都包含了专科字典，节点嵌套节点，字典嵌套字典。例如，既往史属于大节点，里面嵌套多个数据元小节点。个人史中的"吸烟史"在字典选项上提供了"无吸烟史"和"有吸烟史"，医生选择"有吸烟史"，自动生成有吸烟史的详细描述："吸烟时长""吸烟量（支/每年）""戒烟标志"等，在"戒烟标志"中也做了一层嵌套，假如选择"已戒烟"，那么自动生成"已戒烟"+"戒烟时长"+"戒烟时间单位"，这样有效减少了医生手工书写的内容，提高效率，减少差错。同时，在一定程度上也规范了医生书写病历的标准，毕竟每位医生都有自己的书写病历风格，在这里我们采用了定义好的嵌套字典，有效规避了风格的不统一。

　　个人史中的"吸烟史"在字典选项上提供了"无吸烟史"和"有吸烟史"（图F2-15）：

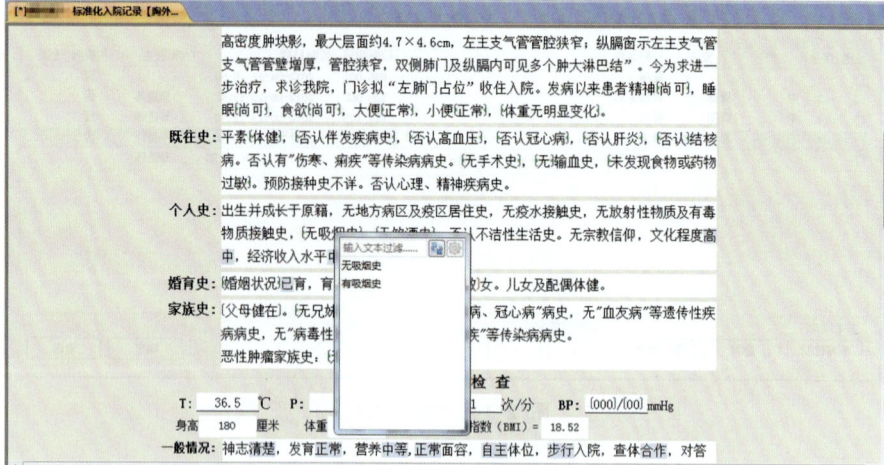

图F2-15　吸烟史的选择

　　医生选择"有吸烟史"，自动生成有吸烟史的详细描述："吸烟时长"、"吸烟量（支/每年）"，"戒烟标志"等（图F2-16）：

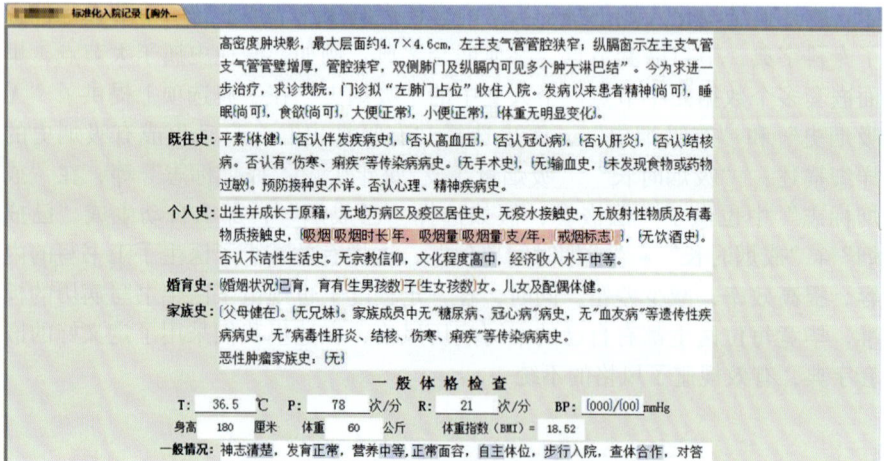

图F2-16　吸烟史详细描述的自动生成录入情况

在"戒烟标志"中也做了一层嵌套，假如选择"已戒烟"，那么自动生成"已戒烟"+"戒烟时长"+"戒烟时间单位"（图F2-17~图F2-18）。

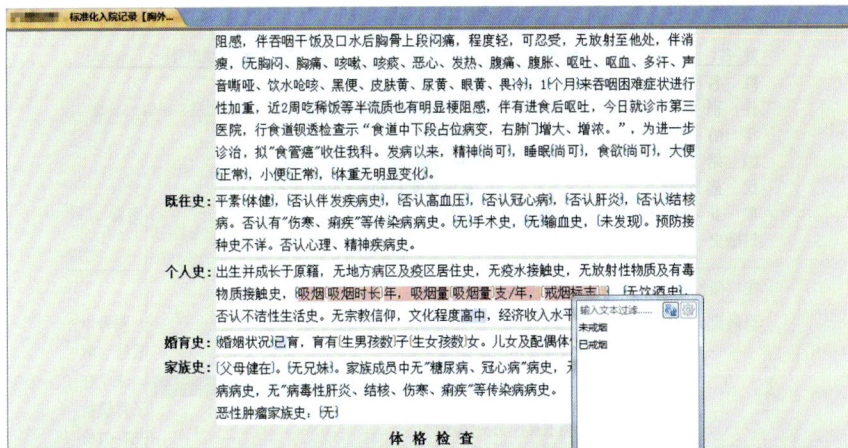

图F2-17　戒烟情况的选择

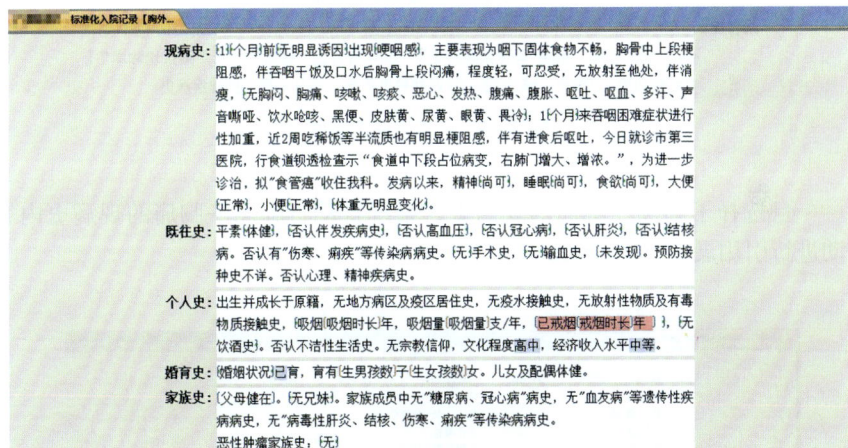

图F2-18　已戒烟自动生成情况

十一、片段调用工具

在书写病历过程中还提供了非常简便快捷的工具，这些工具能帮助医生更加快速书写病历，减少手工录入。例如，片段调用工具："根据病种选择结构化现病史片段"，医生通过快捷键调用片段工具，事先维护好的个人片段、科室片段等在需要的时候提供调用并且引用到病历中。如下图，现病史会出现多个专病现病史选项（图F2-19）：

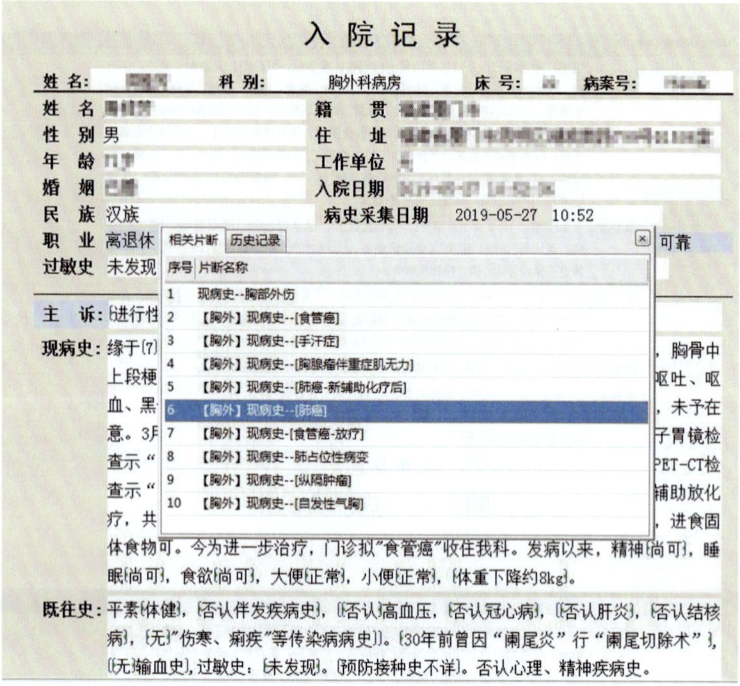

图F2-19　专病现病史选项

一旦选择了肺癌—胸痛的现病史，系统自动将肺癌—胸痛的现病史内容自动进行引用展示（图F2-20）：

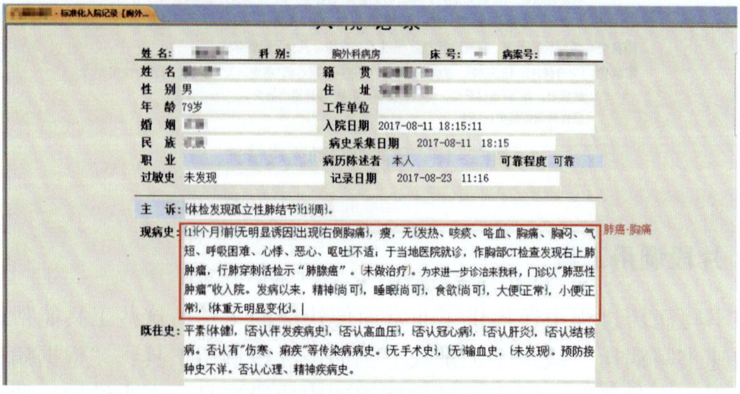

图F2-20　肺癌-胸痛现病史

　　同样，一旦选择了肺癌—化疗的现病史，系统自动将肺癌—化疗的现病史内容自动进行引用展示（图F2–21~图F2–22）：

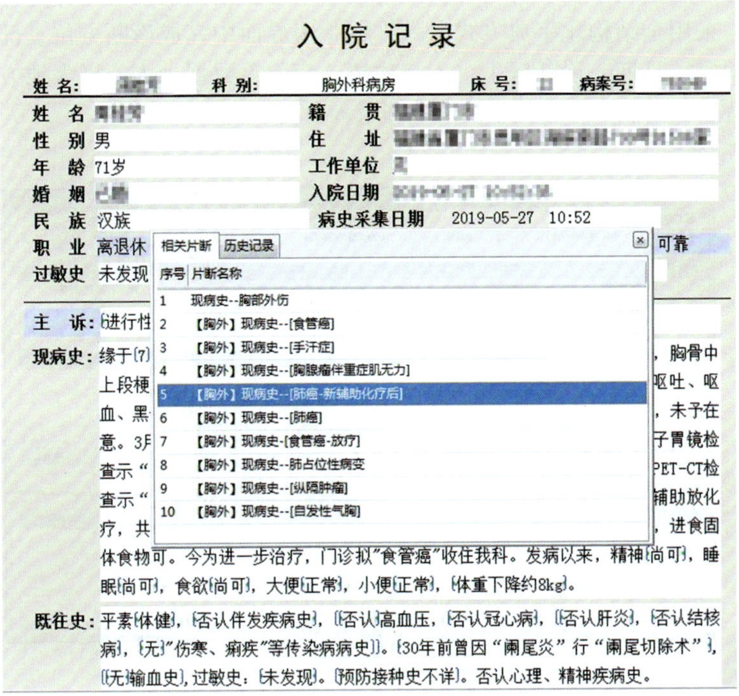

图F2–21　引用展示1

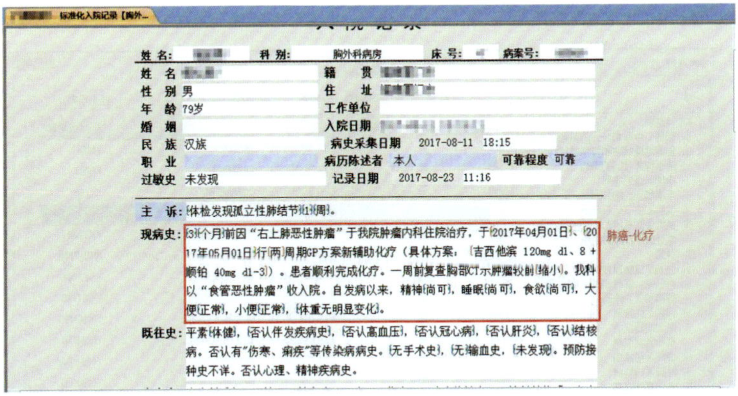

图F2–22　引用展示2

十二、辅助工具录入

在病历书写中，部分信息节点采用了辅助工具录入（图F2-23）。例如，结构化诊断录入，在病历书写界面的诊断单元格按键盘任意键弹出诊断录入界面，采用全结构化字典方式录入，在一个界面中完成诊断方位、部位、名称、编码、日期、诊断医生、入院病情、疗效等数据录入，极大地方便了医生，特别在类似多个有关联性的数据录入上更加畅快。

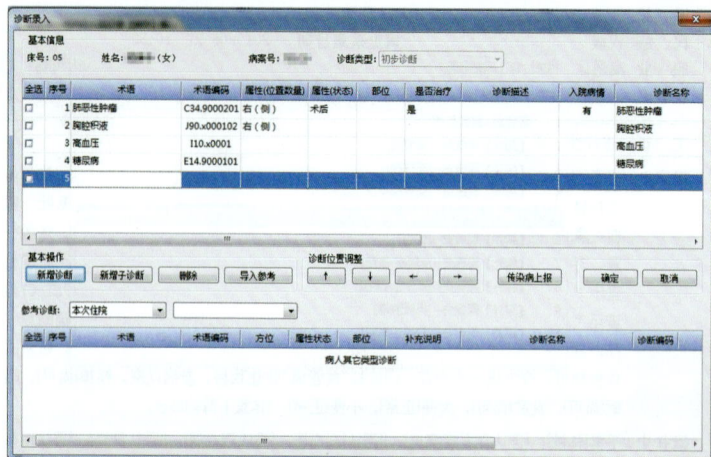

图F2-23 辅助工具录入

通过拼音首码，选择过滤出ICD10字典选择项（图F2-24）：

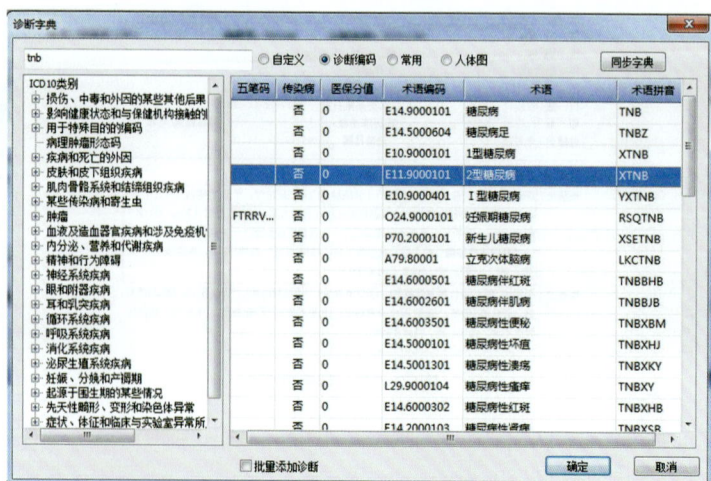

图F2-24 ICD10字典选择项

选中需要的字典名称后，可补录方位、部位、补充说明等信息（图F2-25~图F2-26）：

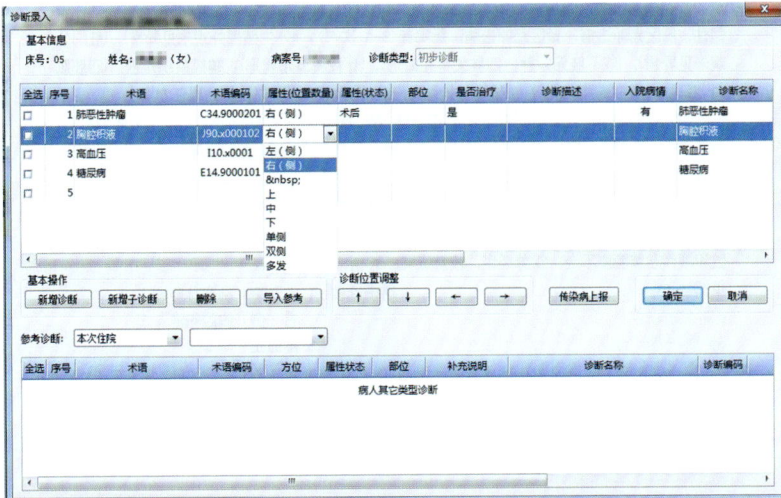

图F2-25　选中需要的字典名称

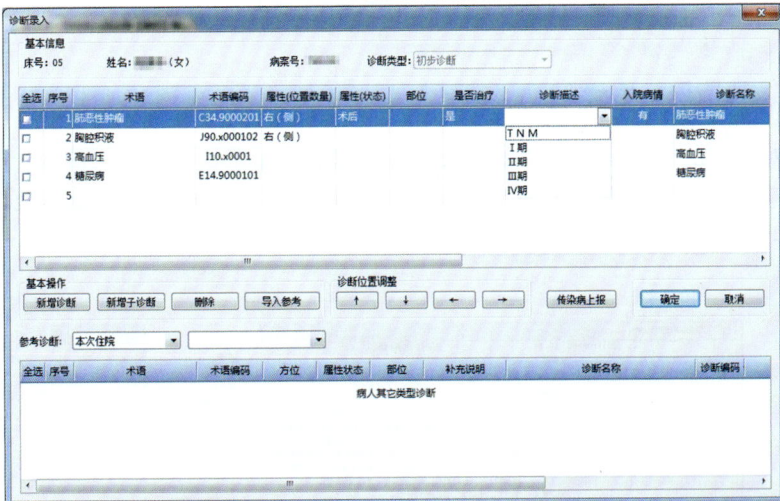

图F2-26　补录方位、部位、补充说明等信息

然后点击"确定"按钮，即可保存到初步诊断中（图F2-27）：

图F2-27　录入完毕后签名确认

十三、快速录入方式

对特定的专科病历上的特定数据，根据需要做了快速录入。例如，医生根据患者实际情况需要拓展录入多条引流管，可支持插入行。如图F2-28~图F2-29所示，右键选择"插入结构化行"：

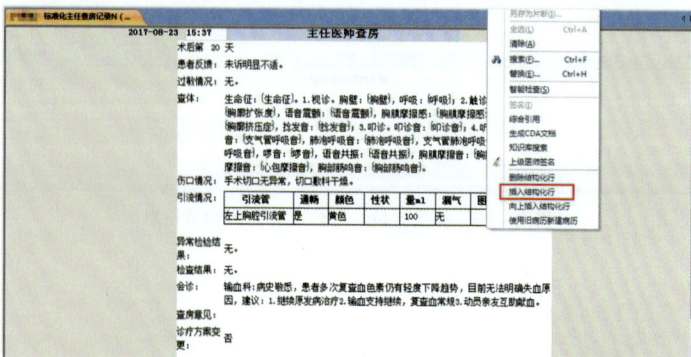

图F2-28　快速录入步骤1

系统将自动插入一条空白行，可自行进行录入数据。

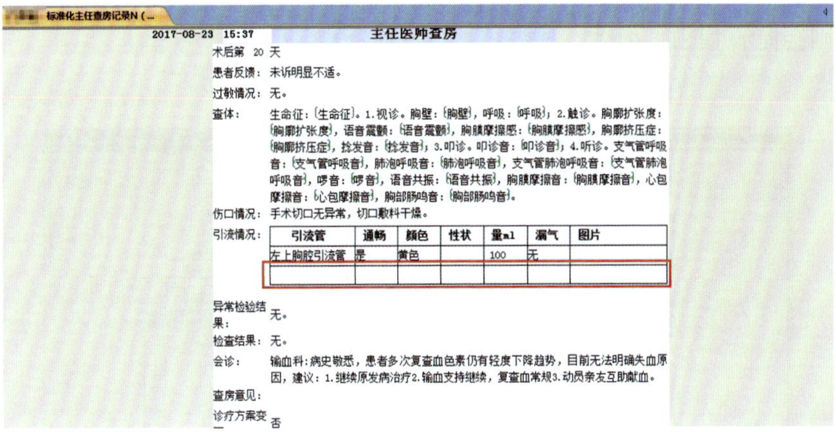

图F2-29　快速录入步骤2

十四、结构化数据查看

此外，为方便医生在病历上查看结构化数据完整度，系统支持结构化信息查看（图F2-30）。

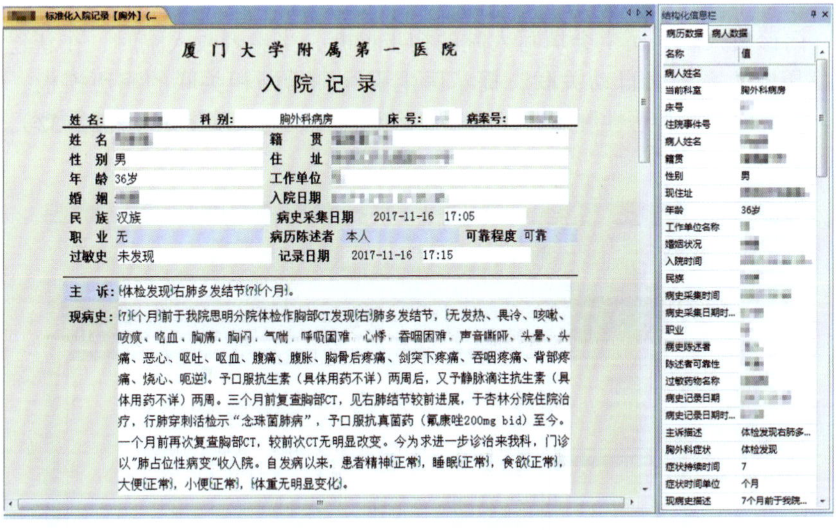

图F2-30　结构化信息的入院记录

85

十五、结构化节点质控提示

对于病历的内容做了严格把控，部分必填项在填写之后才可保存病历，否则会提示（图F2-31）。

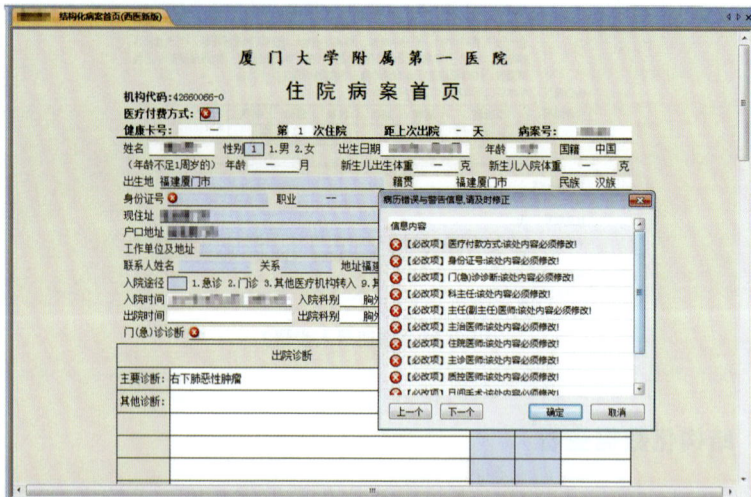

图F2-31　结构化节点质控提示

十六、自动关联功能

门诊收入院，医生会填写入院的初步诊断，当患者收入院时，在新建入院病历时，系统会自动关联，提示医生书写和诊断相关联的病历模板。例如，入院诊断为肺恶性肿瘤时提示创建诊断相关联的入院记录（图F2-32）。

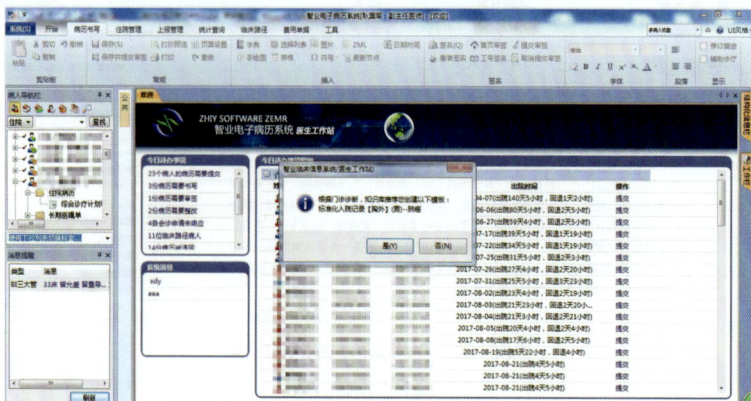

图F2-32　自动关联功能

十七、一次录入多处共享

录入一次可在其他病历共享使用，例如过敏史（图F2–33~图F2–34）。

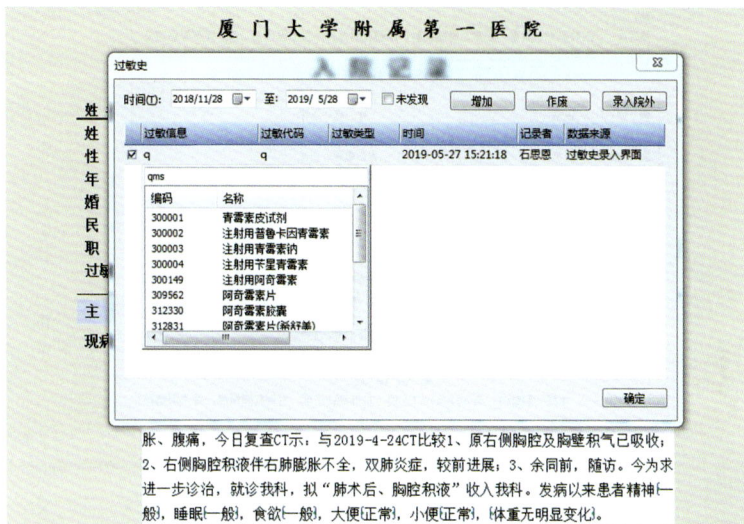

图F2–33 一次录入多处共享1

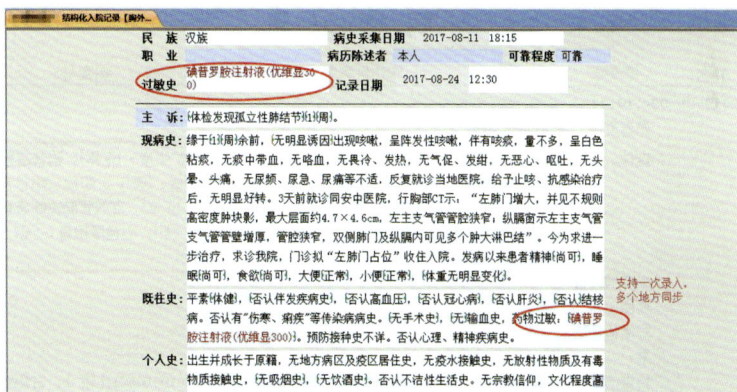

图F2–34 一次录入多处共享2

又例如，住院记录的查体现病史等相关内容，会关联到其他病历模板（图F2-35~图F2-38）。

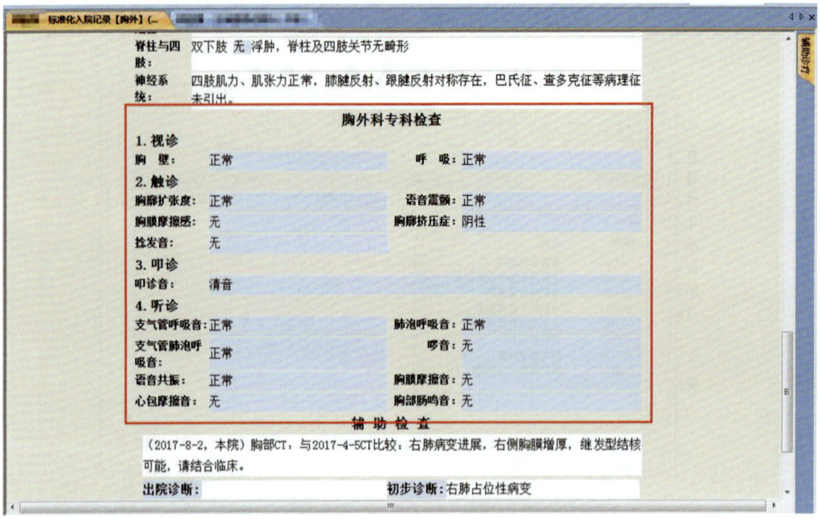

图F2-35　一次录入多处共享3

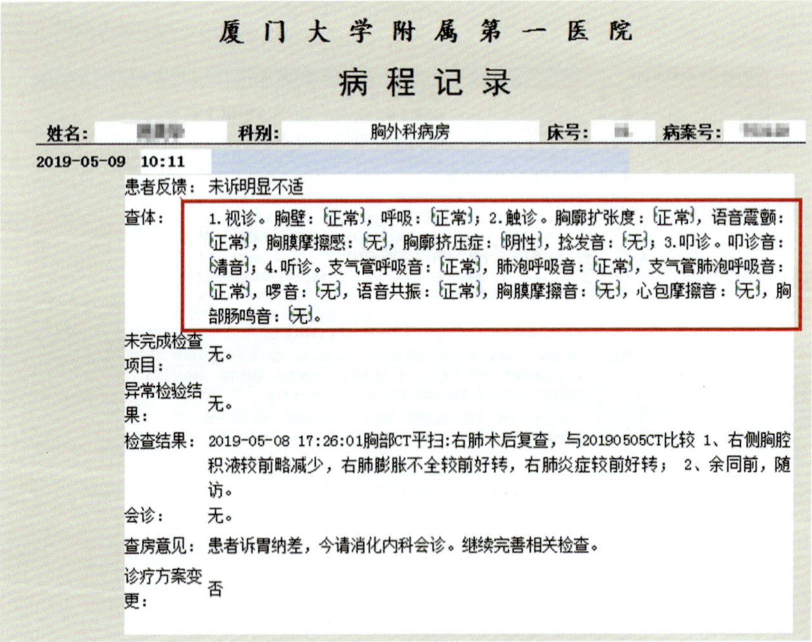

图F2-36　一处转录多处共享3

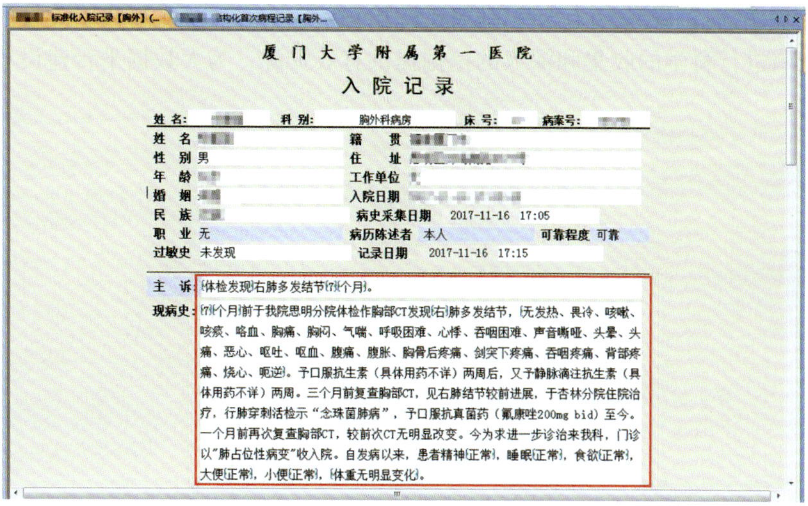

图F2-37 一处转录多处共享4

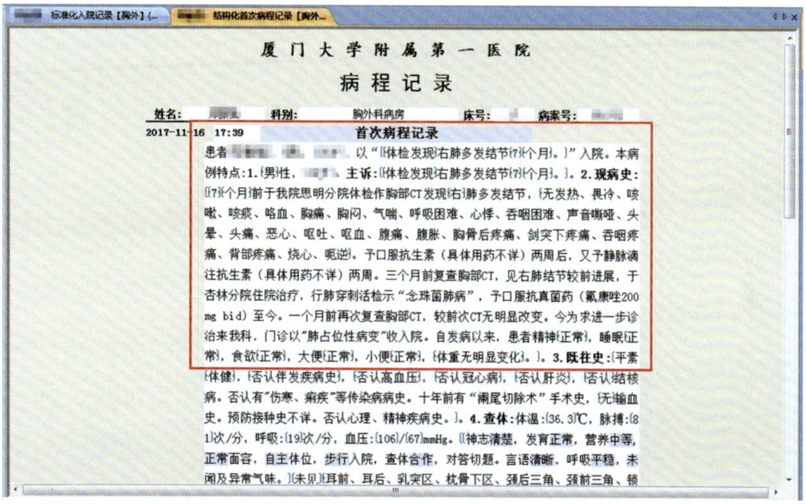

图F2-38 一处转录多处共享5

十八、小结

通过智能的录入方式，从而提高临床工作效率，减轻劳动负荷。利用标准化、结构化的高质量数据实施医疗过程的科学管理和智能化控制，提高临床医疗质量，使胸外科的信息化向智慧医疗发展。在研究中发现采用结构化、标准化后，医生的快速录入文字错误率、病历漏项率也明显降低，准确收集临床资料，存储在CDR，随时可调用分析，为开展临床科研中大量的病历资料进行科学的收集和深入的挖掘提供有效资源，为大数据平台建设奠定基础。

附录三 胸外科标准化、结构化电子病历案例展示

专科电子病历病种多，并且病历结构化程度高，这在一定程度上取决于每位临床工作者亲自参与。在胸外科的病种模板和结构化病历制作过程中，邀请了临床一线、二线、三线等专家参与个性化专科病种模板的订制，模板的每一个结构化节点、结构化字典、嵌套字典以及胸外科专科术语等都经过了反复琢磨，细心调研。

目前胸外科标准化、结构化的病历模板有入院记录、出院记录、病案首页、首次病程记录、术后术前病程、手术记录等。

一、系统登录

1. 点击系统桌面上的住院医生工作站图标 ，登录系统。
2. 进入登录界面（图F3-1）。

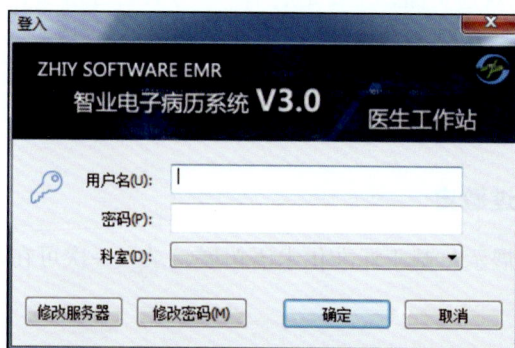

图F3-1 系统登录界面

（1）用户名和密码与HIS系统一致。

（2）登录科室要选择病区。

（3）如果出现"智业电子病历发现新版本，是否升级？"对话框，选择"是"进行自动升级；升级后重新登录系统。

3.进入系统后就可以进行各项工作（图F3-2）。

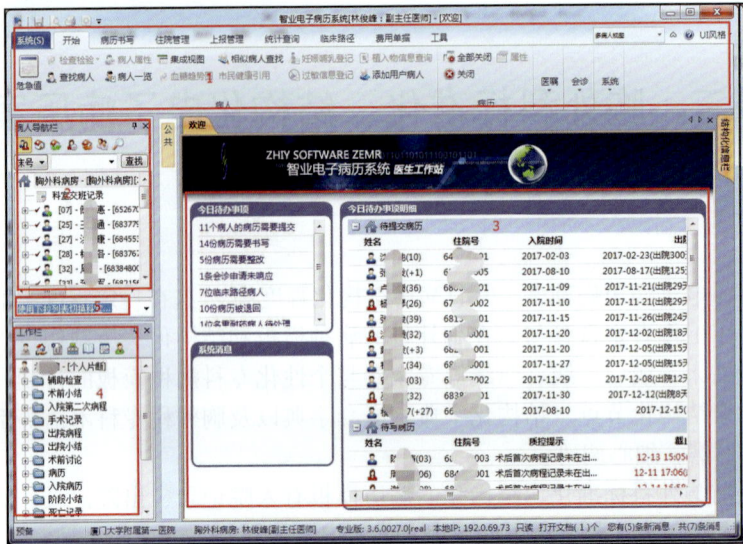

图F3-2　登陆后的工作界面

（1）菜单栏，主要是一些快捷键和病历的菜单键。

（2）患者导航栏，通过"我的病人"、"科室病人"等图标按钮进行患者快速定位。

（3）医生站欢迎页面，主要是展示一些今日待办事项、待办事项明细、待写病历等信息。

（4）个人片段工作栏，显示该医生常用的个人片段信息。

（5）科室切换，用于切换不同的科室。

二、住院病历-过敏史

结构化过敏展示：基于标准化术语拓展，录入一次可在其他病历共享使用（图F3-3）。

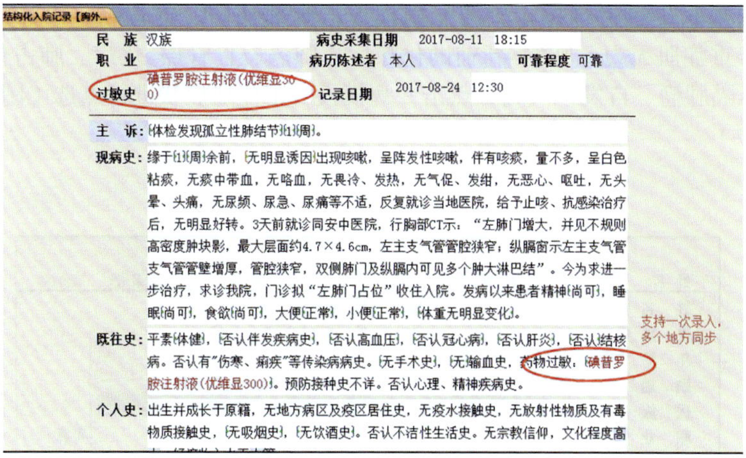

图F3-3　住院病历–过敏史

三、结构化病历书写

在入院记录书写时，设计主诉点击勾选症状，支持拼音快速搜索（图F3-4~图F3-5）。

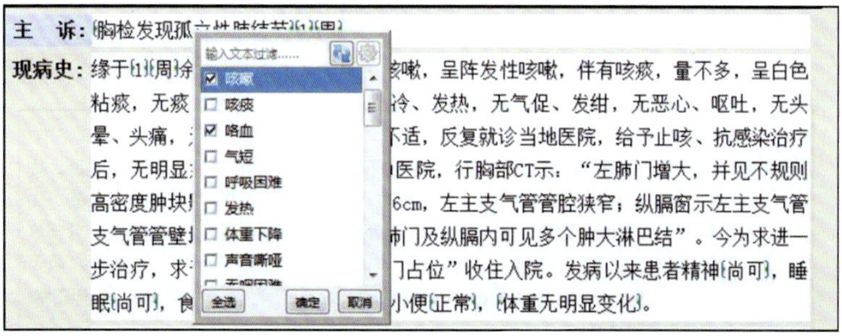

图F3-4　结构化病历书写1

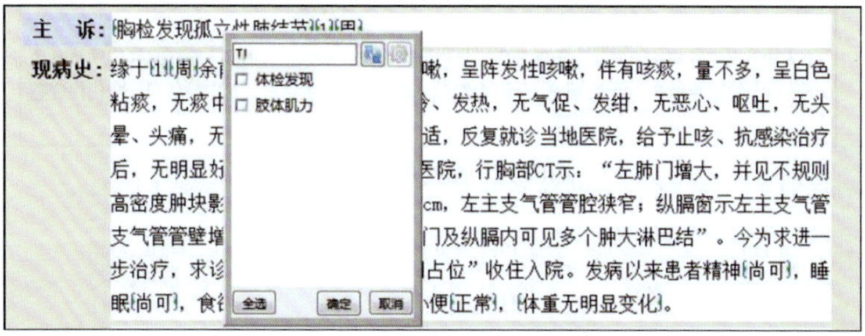

图F3-5　结构化病历书写2

在现病史一栏维护相应的专病模板：胸部外伤、食管癌、手汗症、胸腺瘤伴重症肌无力、肺癌–新辅助化疗后、肺癌、食管癌–化疗、肺占位性病变、纵隔肿瘤、自发性气胸，点击专病模板对于伴随症状进行点选（图F3-6~图F3-7）。

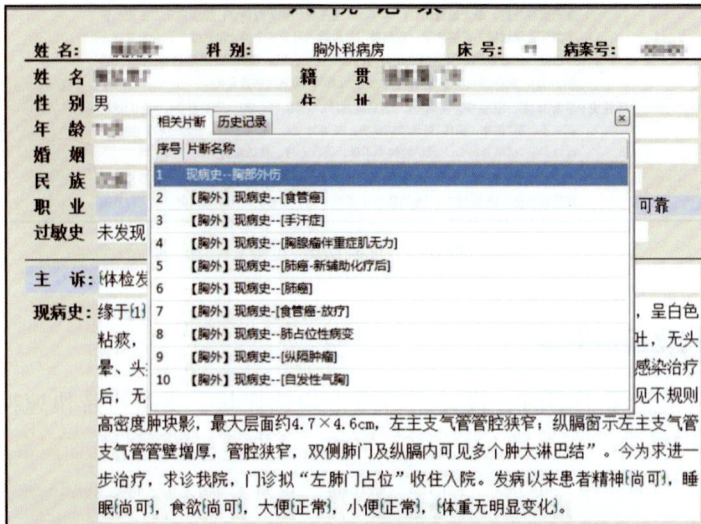

图F3-6　结构化病历书写3

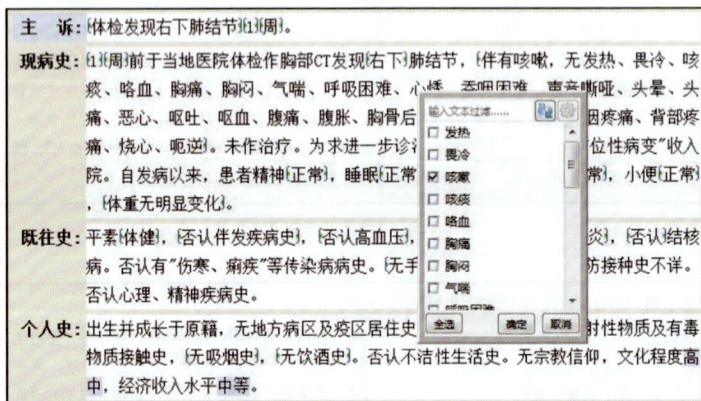

图F3-7　结构化病历书写4

在家族史中，如选择有家族史，可扩展记录家属的关系、肿瘤的名称等信息（图F3–8）。

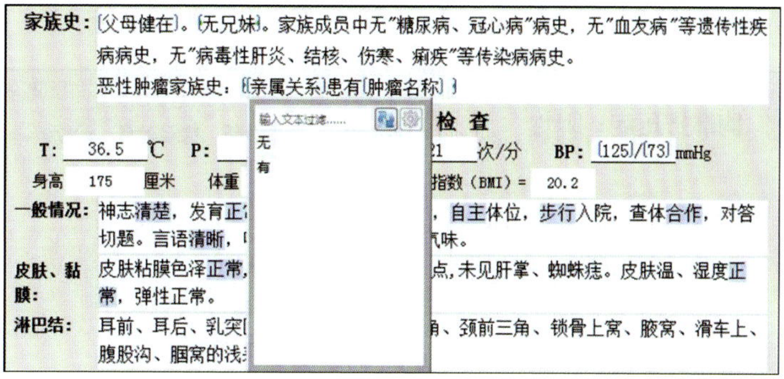

家族史：〔父母健在〕。〔无兄妹〕。家族成员中无"糖尿病、冠心病"病史，无"血友病"等遗传性疾病病史，无"病毒性肝炎、结核、伤寒、痢疾"等传染病病史。

恶性肿瘤家族史：〔〔亲属关系〕患有〔肿瘤名称〕〕

输入文本过滤……

无

有

检 查

T: 36.5 ℃ P: ... 21 次/分 BP: 〔125〕/〔73〕mmHg

身高 175 厘米 体重 ... 指数（BMI）= 20.2

一般情况：神志清楚，发育正 ... ，自主体位，步行入院，查体合作，对答切题。言语清晰， ... 气味。

皮肤、黏膜：皮肤粘膜色泽正常， ... 点，未见肝掌、蜘蛛痣。皮肤温、湿度正常，弹性正常。

淋巴结：耳前、耳后、乳突 ... 角、颈前三角、锁骨上窝、腋窝、滑车上、腹股沟、腘窝的浅 ...

图F3–8 结构化病历书写5

四、结构化专科检查

设计胸外科专科检查表单，主要有视诊、触诊、叩诊、听诊四大项目，默认正常查体结果，可通过点击相应栏目，打开下拉菜单进行阳性体征选择（图F3–9）。

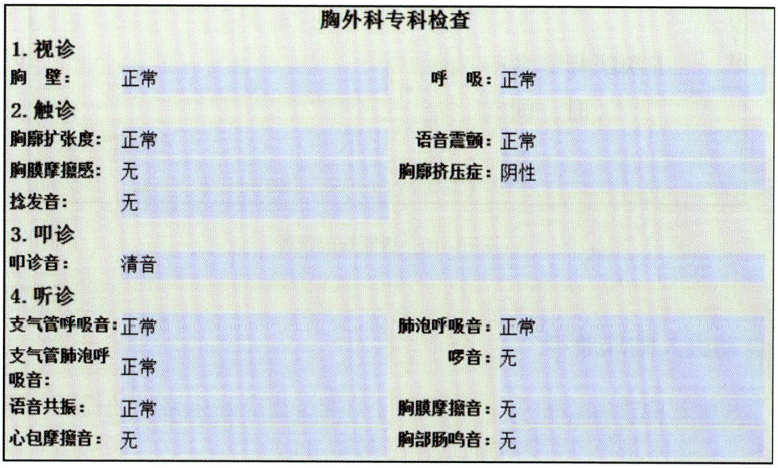

胸外科专科检查

1. 视诊

胸 壁：	正常	呼 吸：	正常

2. 触诊

胸廓扩张度：	正常	语音震颤：	正常
胸膜摩擦感：	无	胸廓挤压症：	阴性
捻发音：	无		

3. 叩诊

叩诊音：	清音

4. 听诊

支气管呼吸音：	正常	肺泡呼吸音：	正常
支气管肺泡呼吸音：	正常	啰音：	无
语音共振：	正常	胸膜摩擦音：	无
心包摩擦音：	无	胸部肠鸣音：	无

图F3–9 结构化专科检查

五、诊断智能推荐

填写初步诊断时，系统将根据所输入的主诉、现病史、既往史，通过知识库系统，智能推荐可能的诊断选项（图F3-10）。

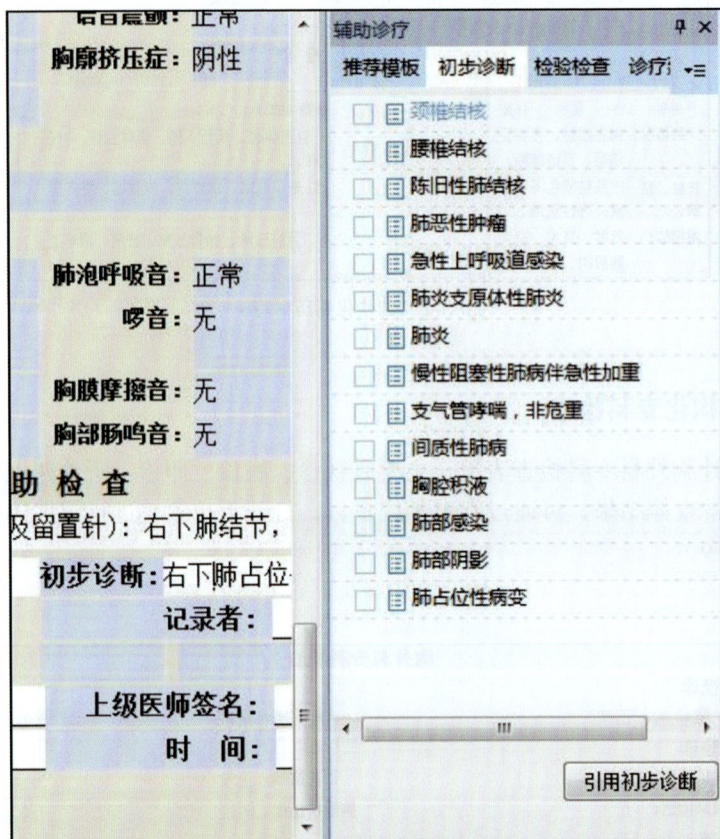

图F3-10　诊断智能推荐

六、自动进入临床路径

当系统智能推荐诊断后，系统会自动推送相应临床路径的提示，通过点击快速进入临床路径进行医嘱的选择（图F3-11）。

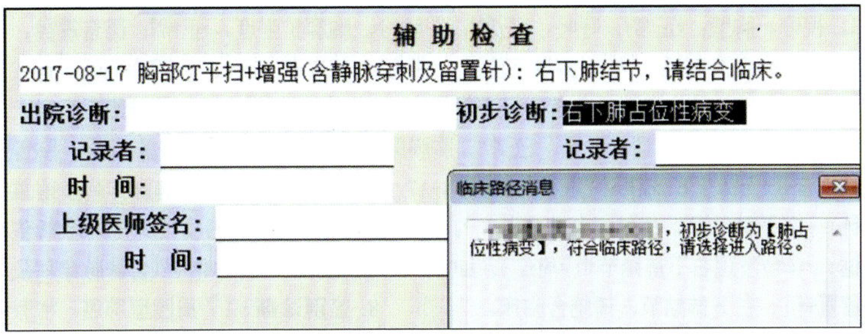

图F3-11 自动进入临床路径

七、综合诊疗计划单

综合诊疗计划单，根据入院记录所选择的初步诊断，自动推荐诊疗方案，并自动关联该诊疗方案的预期目标，可通过拓展知识库增加诊疗方案（图F3-12）。

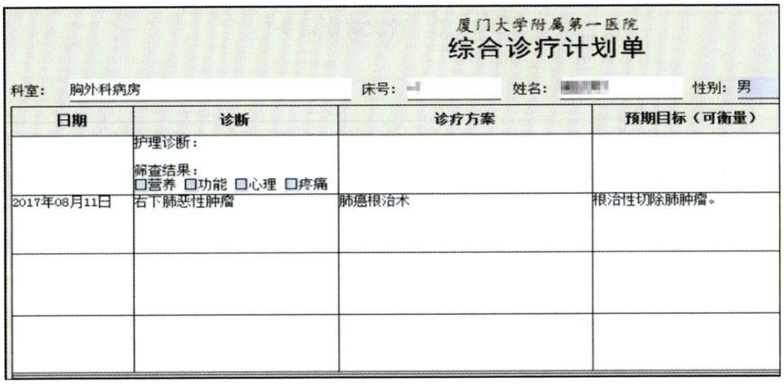

厦门大学附属第一医院

综合诊疗计划单

科室：胸外科病房 床号： 姓名： 性别：男

日期	诊断	诊疗方案	预期目标（可衡量）
	护理诊断： 筛查结果： □营养 □功能 □心理 □疼痛		
2017年08月11日	右下肺恶性肿瘤	肺癌根治术	根治性切除肺肿瘤。

图F3-12 综合诊疗计划单

八、首次病程记录

根据之前确定的初步诊断和诊疗计划，创建首次病程记录时，系统自动生成相应鉴别诊断及术前检查项目，如果初步诊断变更，则首次病程记录相应的鉴别诊断、诊疗计划、术前检查项目自动变更（图F3-13~图F3-14）。

〔1. 视诊。胸壁：〔正常〕，呼吸：〔正常〕；2. 触诊。胸廓扩张度：〔正常〕，语音震颤：〔正常〕，胸膜摩擦感：〔无〕，胸廓挤压症：〔阴性〕，捻发音：〔无〕；3. 叩诊。叩诊音：〔清音〕；4. 听诊。支气管呼吸音：〔正常〕，肺泡呼吸音：〔正常〕，支气管肺泡呼吸音：〔正常〕，啰音：〔无〕，语音共振：〔正常〕，胸膜摩擦音：〔无〕，心包摩擦音：〔无〕，胸部肠鸣音：〔无〕。〕 **5. 辅助检查：**〔2017-08-17 胸部CT平扫+增强（含静脉穿刺及留置针）：右下肺结节，请结合临床。　〕。**6. 初步诊断：** 右下肺占位性病变。**诊断依据：**〔〔体检发现右下肺结节〔1〕周〕，〔2017-08-17 胸部CT平扫+增强（含静脉穿刺及留置针）：右下肺结节，请结合临床。　〕。**8. 鉴别诊断：**〔1、周围型肺癌：常有胸膜凹陷征及边缘毛刺征、空洞和淋巴结增大，有咯血、消瘦等肺癌的特征性改变，胸部CT及肺穿刺活检有助于鉴别诊断。　2、肺结核瘤：多见于年轻患者，影像学上可见到病灶边界清楚，密度较高，有时有钙化点，病变在较长时间内没有变化。　3、粟粒性肺结核：多有发热等全身中毒症状，但呼吸道症状不明显，影像学上病变为细小、分布均匀、密度较淡的粟粒样结节。　4、肺部良性肿瘤：需行胸腔镜手术病理检查有助于鉴别诊断。〕**9. 诊疗计划：**〔肺楔形切除术\肺癌根治术（备）〕。**10. 术前检查：**〔血常规、尿常规、粪常规、生化常规、凝血四项、肿瘤标志物、血型鉴定、术前免疫组合、肺功能检查、心电图、心脏超声、PET-CT、颅脑MRI。〕

记录者：_____

图F3-13　首次病程记录1

正常食管间的移行带不清楚，常伴有食管裂孔疝和胃食管反流现象，内镜下食管活检有助于鉴别诊断。　4、贲门失弛缓症：狭窄段是胃食管前庭两侧对称性狭窄，管壁光滑呈漏斗状或鸟嘴状，用解痉挛药可缓解梗阻症状，其近端食管扩张明显，常有大量食物潴留、食管黏膜无破坏，电子胃镜检查有助于鉴别诊断。　5、食管良性狭窄：有误服强酸或 **食管癌的鉴别诊断** 理狭窄区的近端，以食管下段最多见，食管僵硬略可收缩，移行带不明显，根据病史　　食管静脉曲张：多有肝硬化病史，无吞咽困难　　　重度病变黏膜增粗呈蚯蚓状或串珠状，但食管壁柔软，有一定的收缩或扩张功能，无梗阻的征象，曲张静脉所造成的充盈缺损在不同的观察时相有一定的变化，电子胃镜检查有助于鉴别诊断。　7、外压性改变：纵隔增大的淋巴结、大血管病变或变异及其他纵隔内病变均可造成食管受压狭窄，一般其边缘光整，局部黏膜展平，但无破坏，胸部CT检查及超声内镜检查有助于鉴别诊断。　**9. 诊疗计划：**〔食管癌根治术〕。**10. 术前检查：**〔血常规、尿常规、粪常规、生化常规、凝血四项、肿瘤标志物、血型鉴定、术前免疫组合、肺功能检查、心电图、心脏超声、食管超声内镜、胸部增强CT、颈部增强CT、腹部增强CT、同位素全身骨显像。〕。

记录者：_____

图F3-14　首次病程记录2

九、每日病程记录

新建日常病程记录时，自动获取昨日8时到今日8时24小时内新出的数据，包括：未完成的检查项目、有异常结果的检验报告、新出的检查报告、新的会诊意见，在患者反馈栏中可点击患者不适反应进行记录，并激活"诊疗方案变更栏"和相应的临床路径提示（图F3-15~图F3-17）。

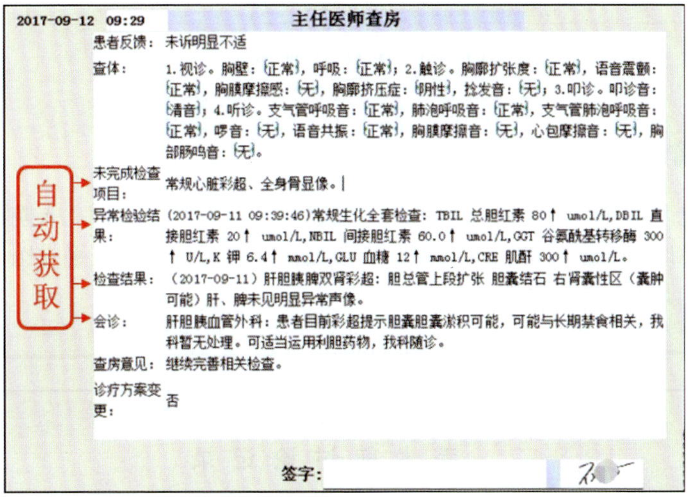

图F3-15 每日病程记录1

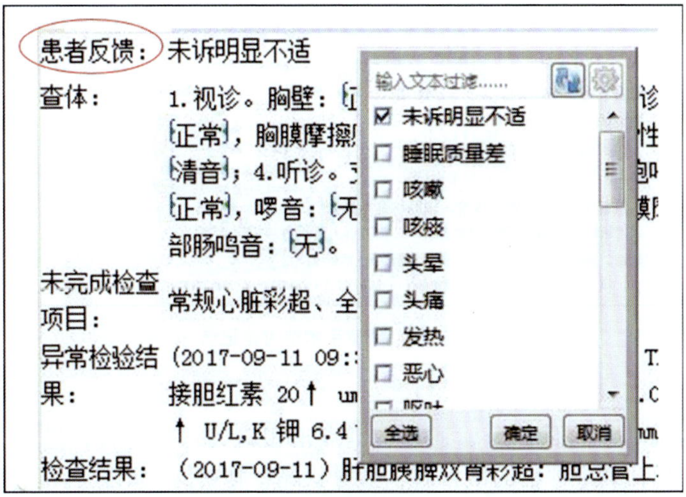

图F3-16 每日病程记录2

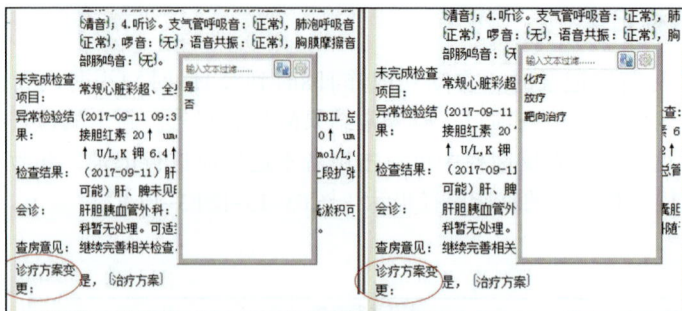

图F3-17　每日病程记录3

十、术前讨论记录

新建手术前讨论记录，患者基本信息、入院时间、主诉、入院情况、术前诊断、诊断依据等信息自动获取。参加讨论者可根据科室手术医生字典进行选择，支持单选和多选（图F3-18）。

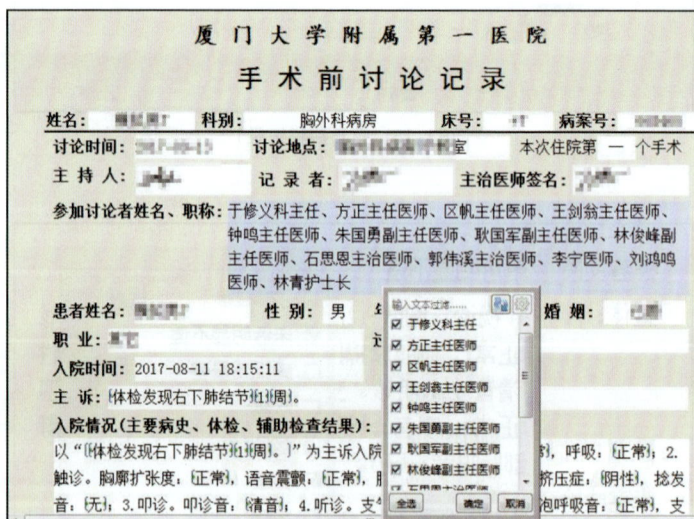

图F3-18　新建手术前讨论记录

在术前功能评估部分，通过右键点击相应的评估项目，进行相应功能分级的选择，其中评估的项目有：全身状况、肺功能、动脉血气分析、心功能、肝功能、肾功能和凝血功能评估（图F3-19~图F3-20）。

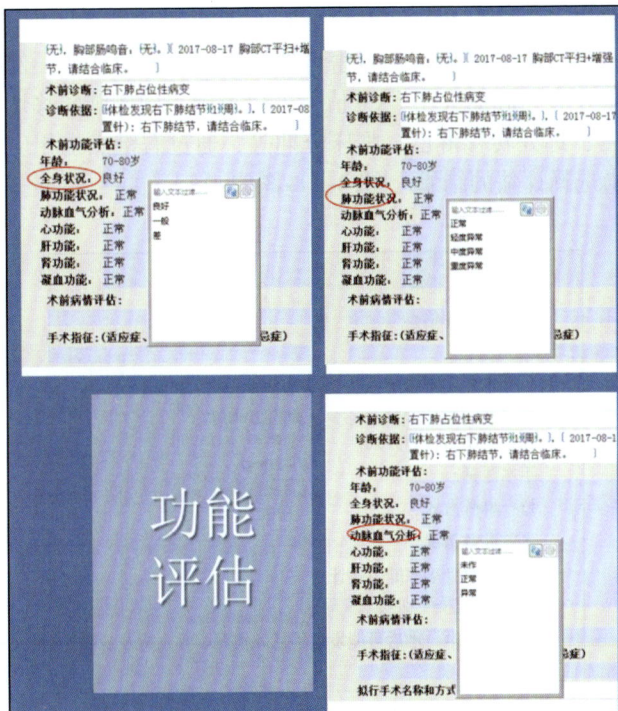

图F3-19　术前功能评估1

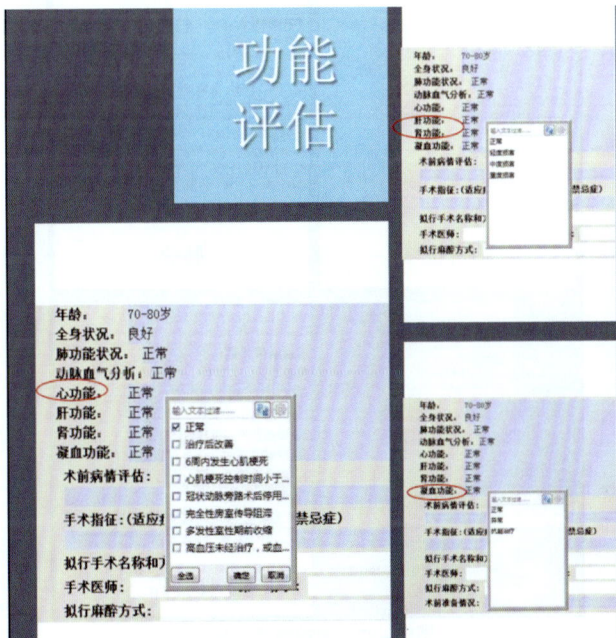

图F3-20　术前功能评估2

在术前病情评估中，设计了肺癌、肺占位性病变、食管癌、纵隔肿瘤、自发性气胸、手汗症专病模板，点击可选择不同内容的评估。例如，肺癌病情评估项目主要有：肿瘤大小、CT值、外侵范围、同侧肺转移灶、阻塞性肺炎、转移淋巴、远处转移淋巴、临床分期等，通过右键点击相应评估栏目，在弹窗内点击选择评估的结果（图F3-21~图F3-25）。

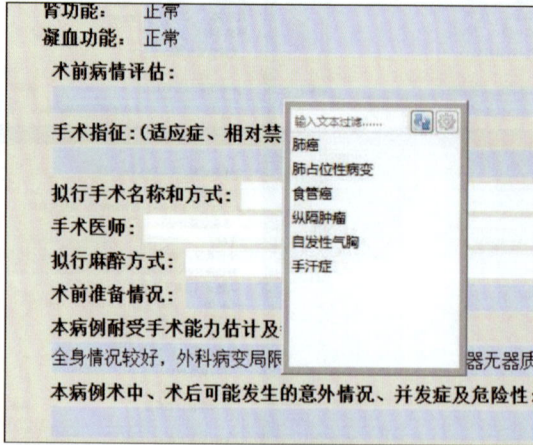

图F3-21　术前病情评估1

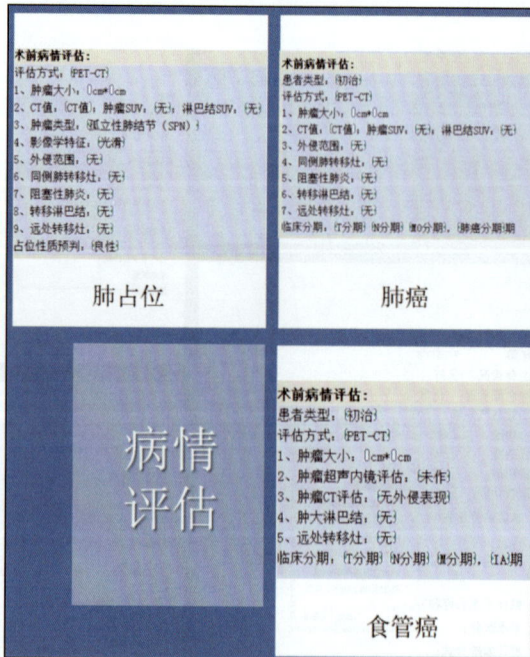

图F3-22　术前病情评估2

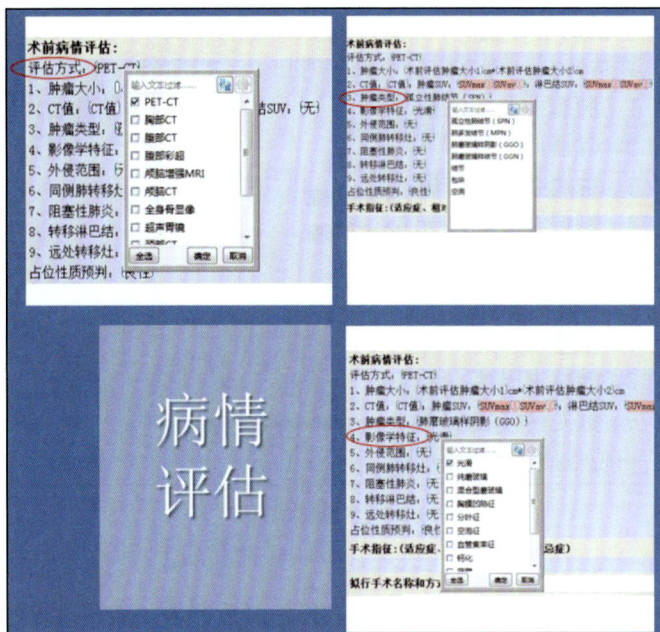

图F3-23　术前病情评估3

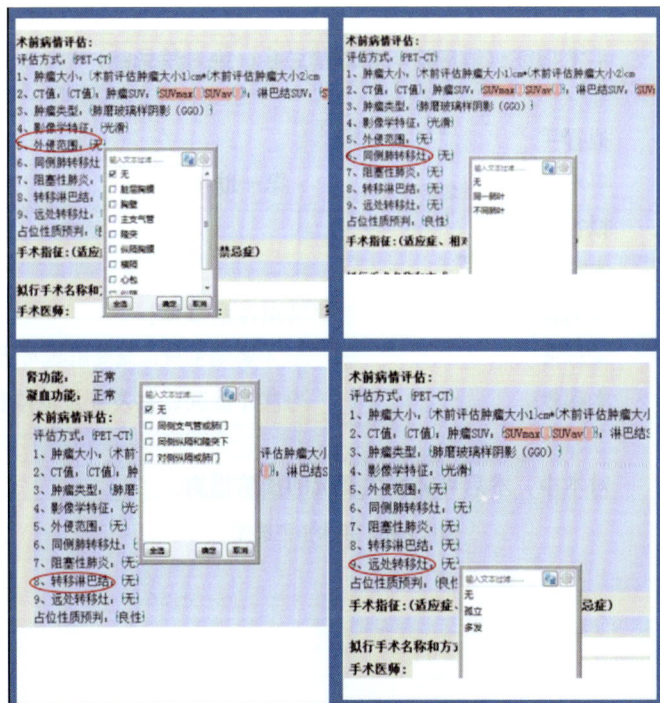

图F3-24　术前病情评估4

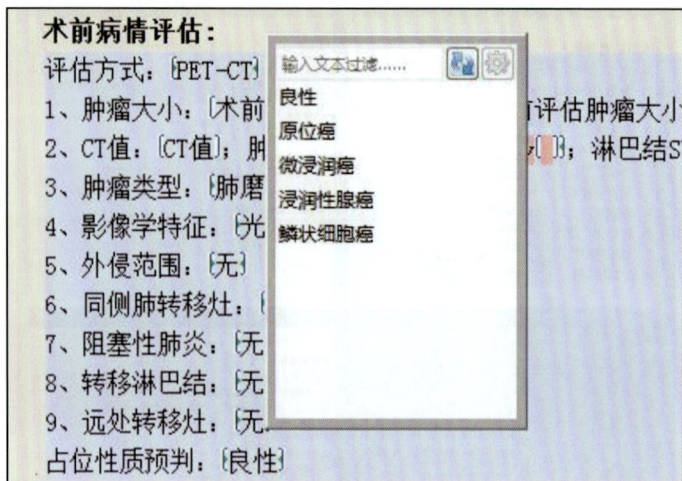

图F3-25　术前病情评估5

　　手术指征部分，可通过选择模板进行针对性评估，不同的病种手术指征内容不同（图F3-26~图F3-27）。

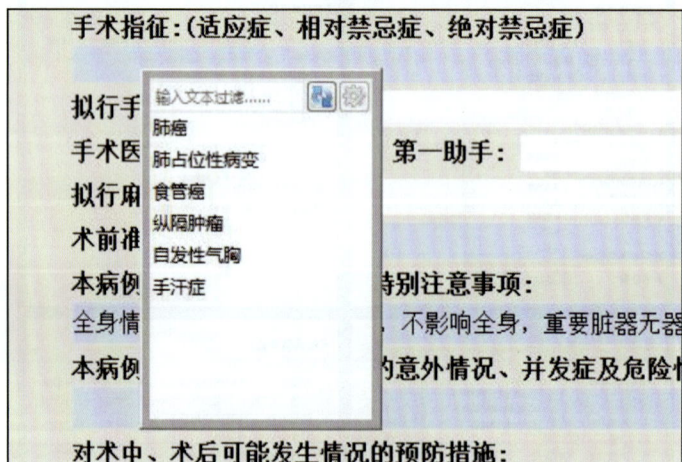

图F3-26　手术指征选择

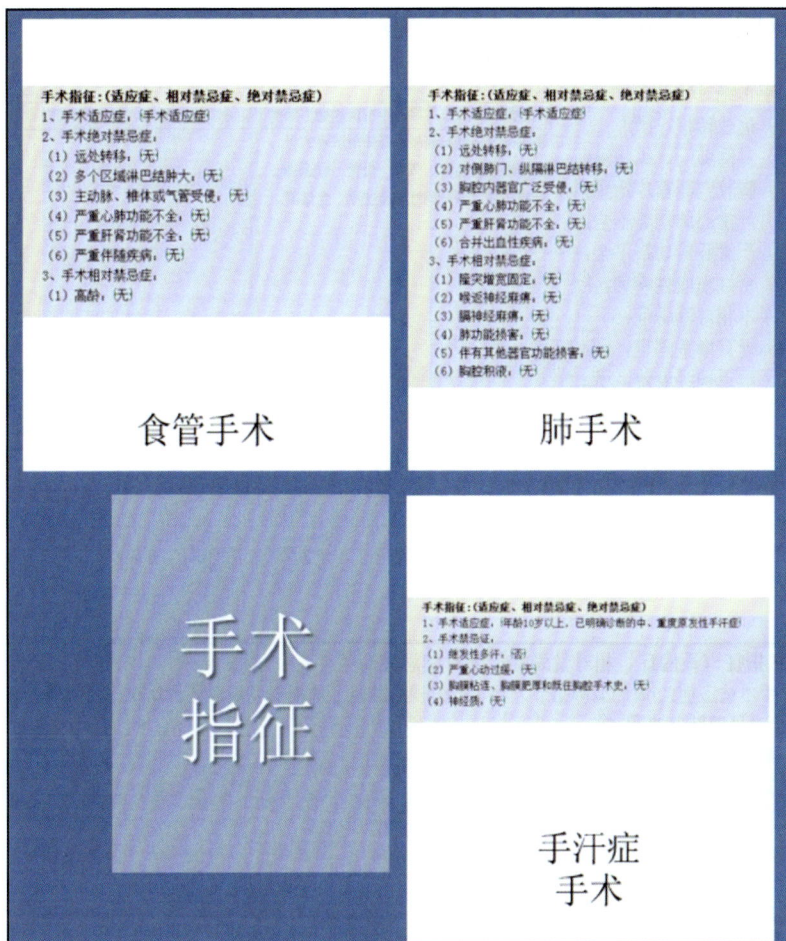

图F3-27 食管手术、肺手术、手汗症的手术指征选择

比如：肺手术指征评估有手术适应证和手术绝对禁忌证、手术相对禁忌证。手术绝对禁忌证内容分别为：远处转移、对侧肺门、纵隔淋巴结转移、胸腔内器官广泛受侵、严重心肺、肝肾功不全、合并出血性疾病；手术相对禁忌证中有隆凸增宽固定、喉返神经麻痹、膈神经麻痹、肺功能损害、伴有其他器官功能损害。根据点选内容依次排除手术禁忌证，确保每台手术的合理性（图F3-28~图F3-33）。

手术指征:(适应症、相对禁忌症、绝对禁忌症)

1、手术适应症:[手术适应症]

2、手术绝对禁忌症:

（1）远处转移:[无]

（2）对侧肺门、纵隔淋巴[

（3）胸腔内器官广泛受侵

（4）严重心肺功能不全:[

（5）严重肝肾功能不全:[

（6）合并出血性疾病:[

3、手术相对禁忌症:

（1）隆突增宽固定:[无]

（2）喉返神经麻痹:[无]

（3）膈神经麻痹:[无]

（4）肺功能损害:[无]

（5）伴有其他器官功能损害:[无]

（6）胸腔积液:[无]

输入文本过滤……

☐ 周边型肺结节，尽早行电视胸腔镜下肺楔形切除以取得病理，而明确诊断，防止对早期

☐ 临床高度怀疑肺癌或不能排除肺癌的可...

☐ 肺肿物压迫血管、气管、食管、喉返神...

☐ 肺转移瘤，原发病灶完全控制，全身其...

全选　　　　　　　　　确定　取消

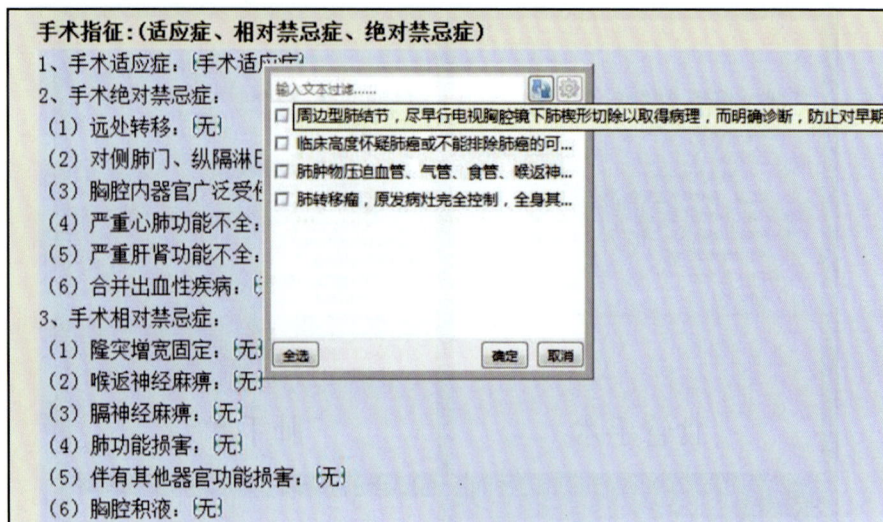

图F3-28　手术适应证、相对禁忌证、绝对禁忌证管理的演示1

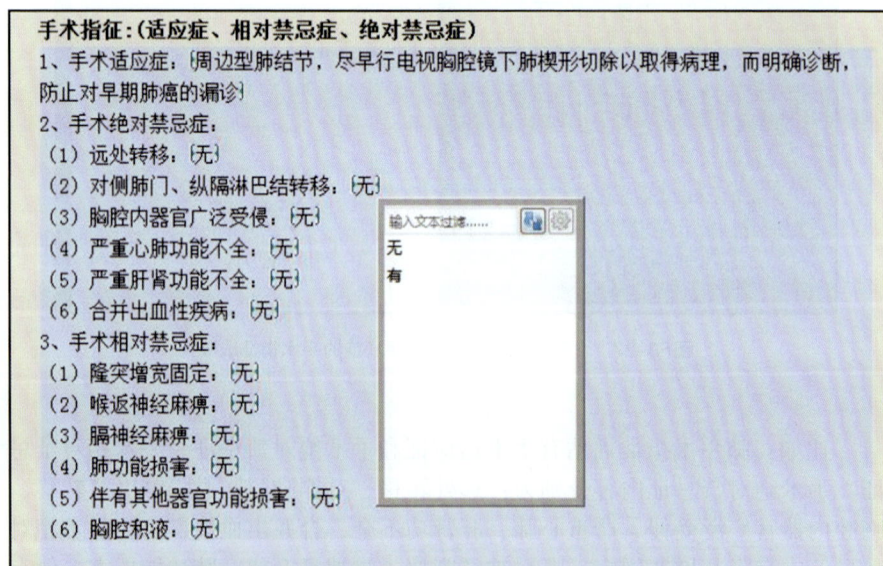

手术指征:(适应症、相对禁忌症、绝对禁忌症)

1、手术适应症:[周边型肺结节，尽早行电视胸腔镜下肺楔形切除以取得病理，而明确诊断，防止对早期肺癌的漏诊]

2、手术绝对禁忌症:

（1）远处转移:[无]

（2）对侧肺门、纵隔淋巴结转移:[无]

（3）胸腔内器官广泛受侵:[无]

（4）严重心肺功能不全:[无]

（5）严重肝肾功能不全:[无]

（6）合并出血性疾病:[无]

3、手术相对禁忌症:

（1）隆突增宽固定:[无]

（2）喉返神经麻痹:[无]

（3）膈神经麻痹:[无]

（4）肺功能损害:[无]

（5）伴有其他器官功能损害:[无]

（6）胸腔积液:[无]

输入文本过滤……

无

有

图F3-29　手术适应证、相对禁忌证、绝对禁忌证管理的演示1

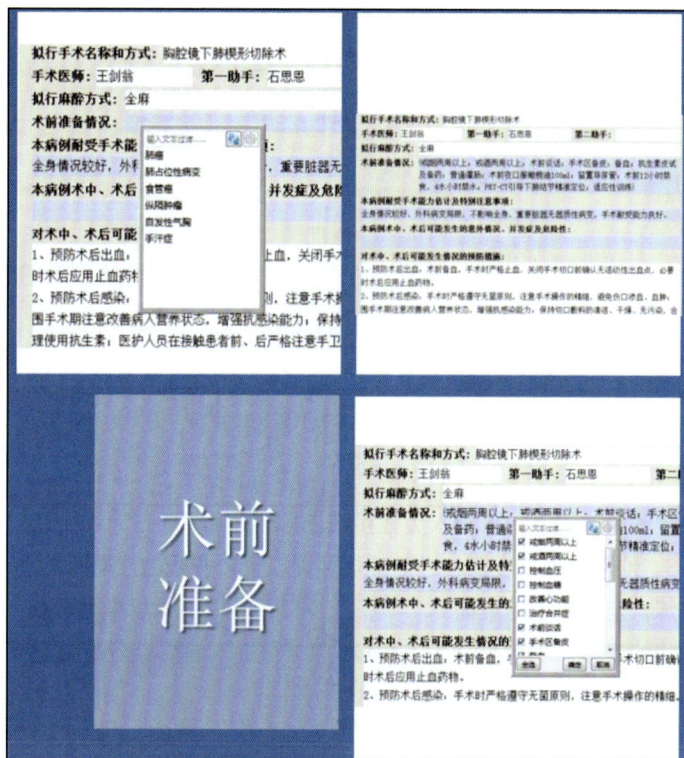

图F3-30 术前准备1

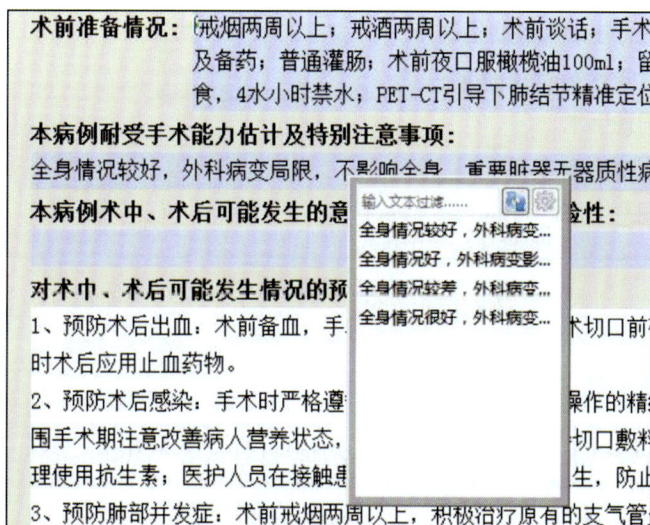

图F3-31 术前准备2

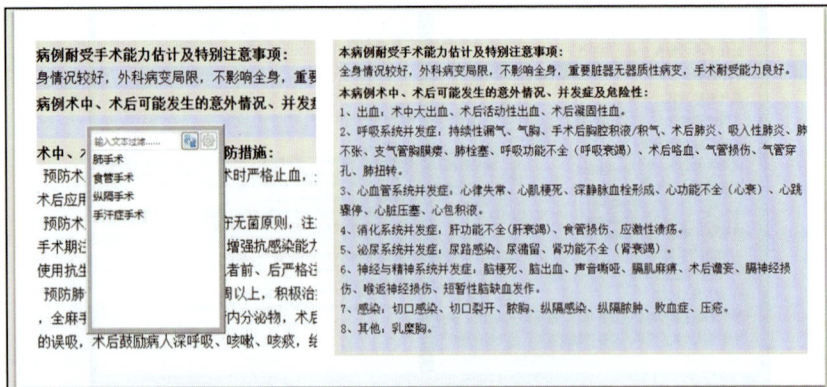

图F3-32 术前准备3

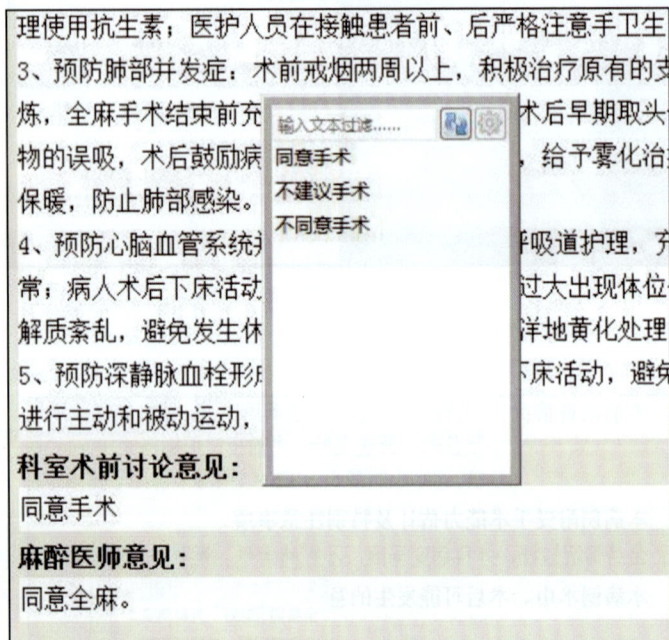

图F3-33 术前准备4

十一、术前小结

完成术前讨论记录后，新建术前小结可自动获取相关记录，包括患者基本信息、主诉、查体、术前诊断、手术指征、手术中注意事项、手术前准备、术前讨论人员等（图F3-34）。

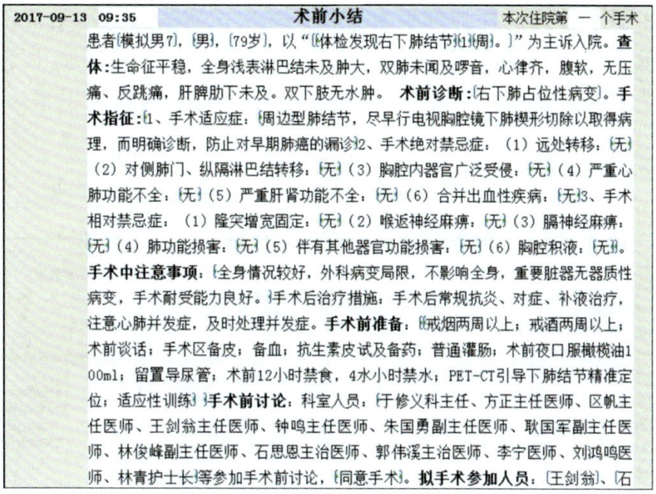

图F3-34　术前小结窗口

十二、手术摘要

设计术后结构化记录表单，根据专病模板选择相应的数据节点，主要记录节点有：手术方式、术中所见、手术并发症、手术总时长、留置管道、术中失血量、输血、有无植入物、快速冰冻等，这些数据节点均可扩展（图F3-35）。

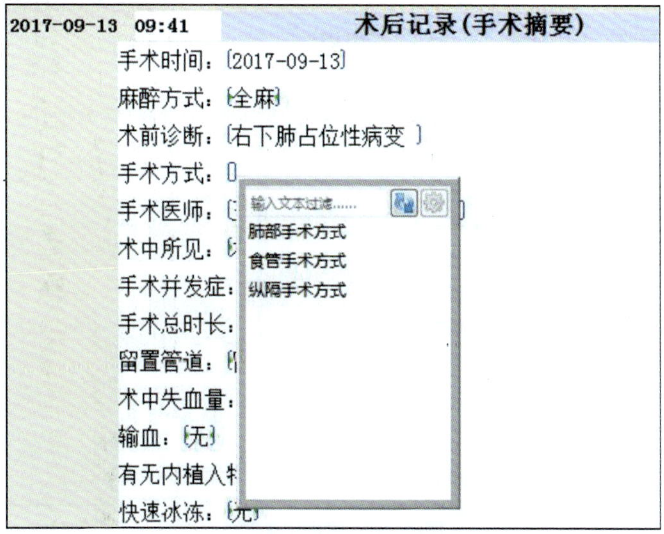

图F3-35　术后记录窗口

　　例如，手术方式选择肺部手术方式，二次扩展为肺部小结节定位技术、电视胸腔镜手术、开胸手术、机器人胸外科手术、中转开胸手术。其中电视胸腔镜手术又扩展为：单孔、两孔、三孔、四孔胸腔镜手术（图F3-36~图F3-44）。

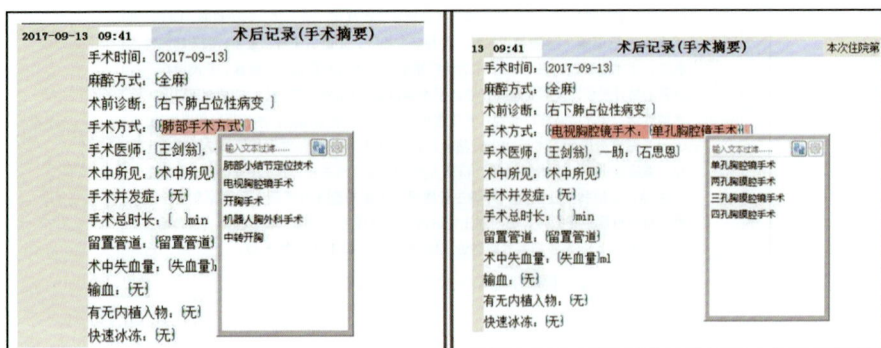

图F3-36　术后记录1

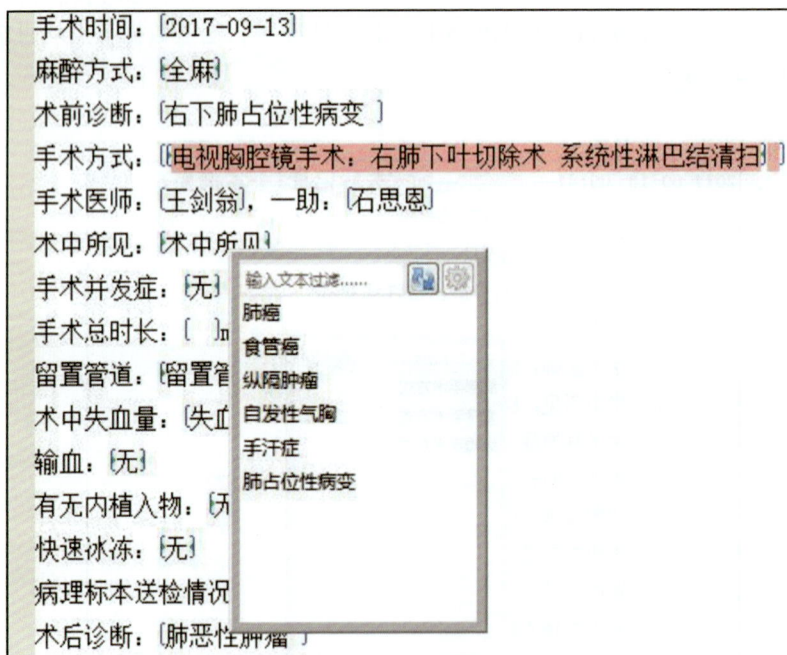

图F3-37　术后记录2

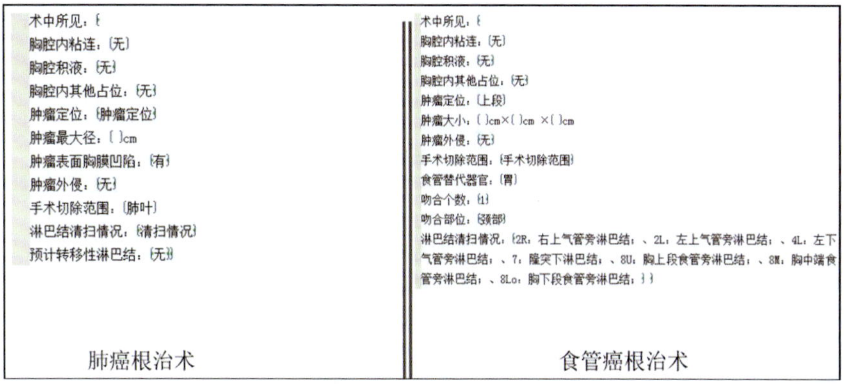

术中所见：{
胸腔内粘连：{无}
胸腔积液：{无}
胸腔内其他占位：{无}
肿瘤定位：{肿瘤定位}
肿瘤最大径：{ }cm
肿瘤表面胸膜凹陷：{有}
肿瘤外侵：{无}
手术切除范围：{肺叶}
淋巴结清扫情况：{清扫情况}
预计转移性淋巴结：{无}

肺癌根治术

术中所见：{
胸腔内粘连：{无}
胸腔积液：{无}
胸腔内其他占位：{无}
肿瘤定位：{上段}
肿瘤大小：{ }cm×{ }cm ×{ }cm
肿瘤外侵：{无}
手术切除范围：{手术切除范围}
食管替代器官：{胃}
吻合个数：{ }
吻合部位：{颈部}
淋巴结清扫情况：{2R，右上气管旁淋巴结、、2L，左上气管旁淋巴结、、4L，左下气管旁淋巴结、、7，隆突下淋巴结、、8U，胸上段食管旁淋巴结、、8M，胸中端食管旁淋巴结、、8Lo，胸下段食管旁淋巴结}

食管癌根治术

图F3-38 术后记录3

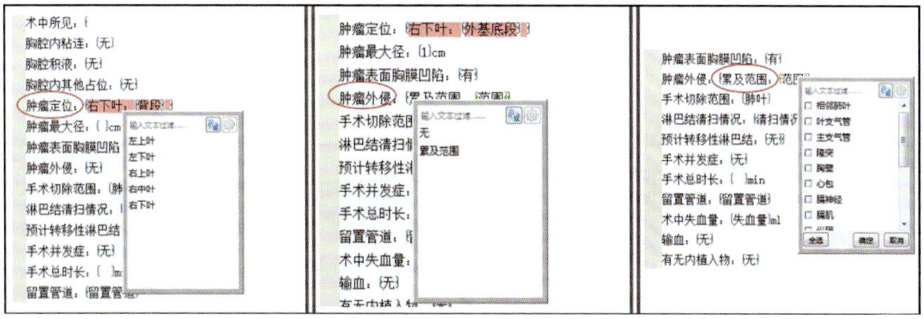

图F3-39 术后记录4

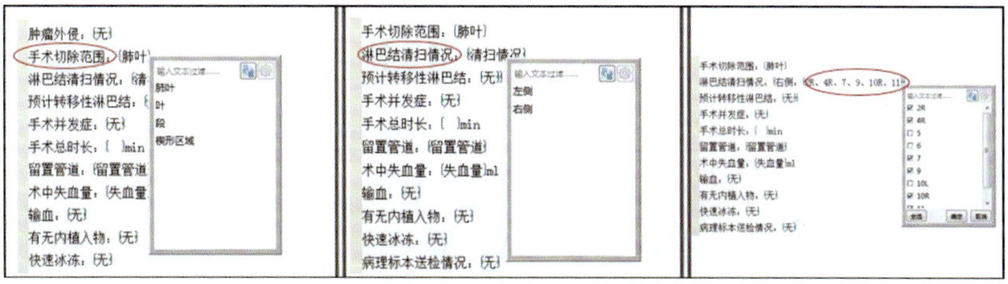

图F3-40 术后记录5

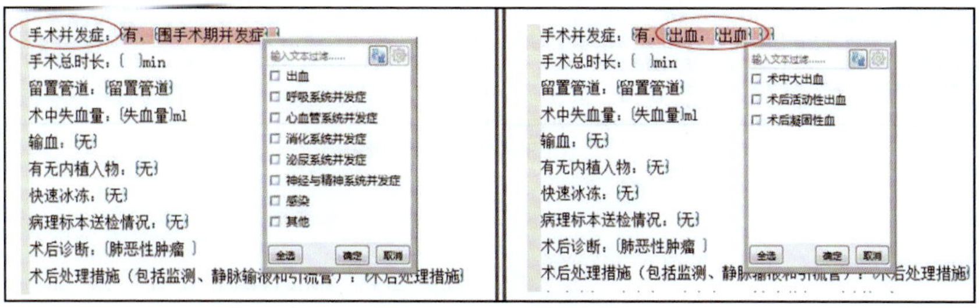

图F3-41 术后记录6

111

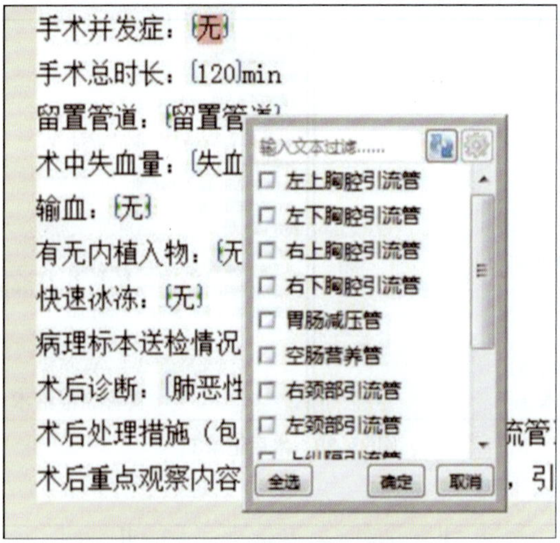

图F3-42　术后记录7

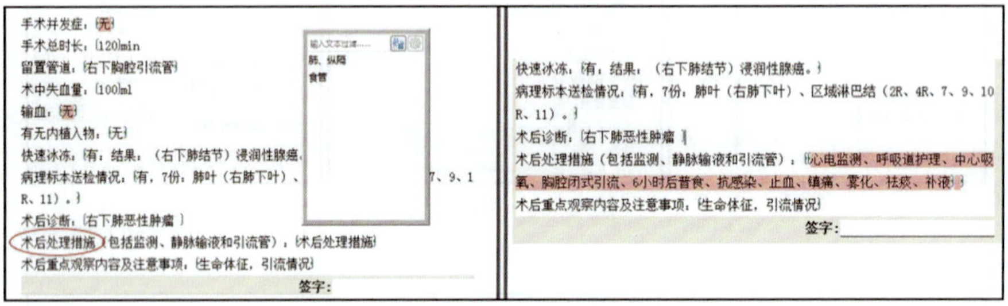

图F3-43　术后记录8

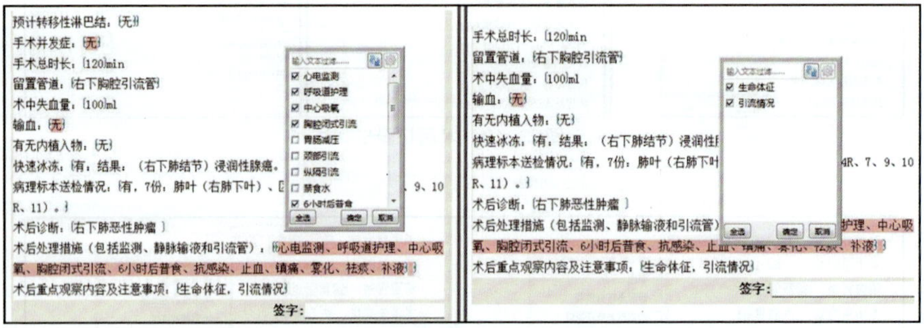

图F3-44　术后记录9

十三、术后病程记录

新建日常病程记录时，自动记录术后天数（用于标记术后事件的时间点），除上述增加每日病程记录基本点外，增加伤口情况、引流情况、手术并发症、治疗措施、诊疗方案等数据采集点。例如记录引流情况，记录引流情况，可手动增加多条引流管记录，包含引流管位置、通畅程度、颜色、性状、引流量、有无漏气、夹闭情况等（图F3-45~图F3-51）。

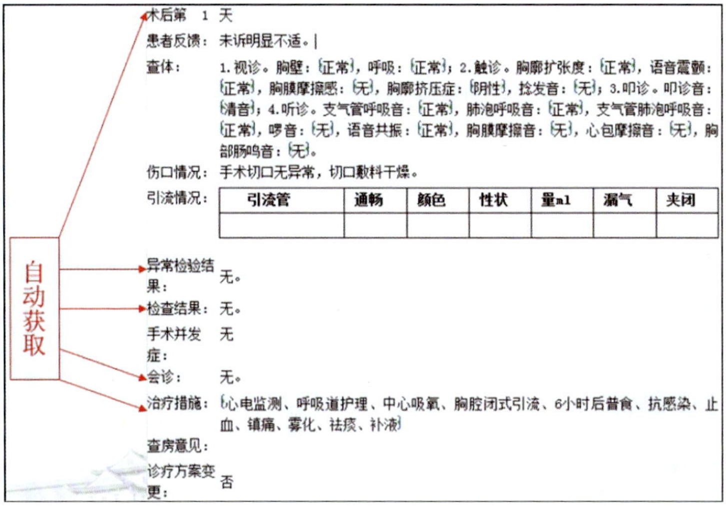

图F3-45　术后病程记录1

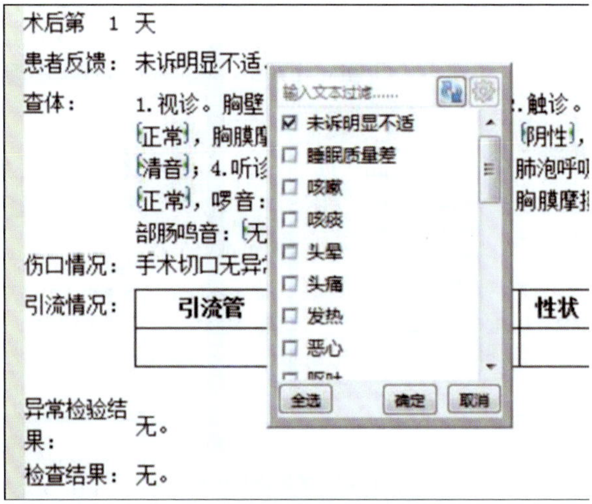

图F3-46　术后病程记录2

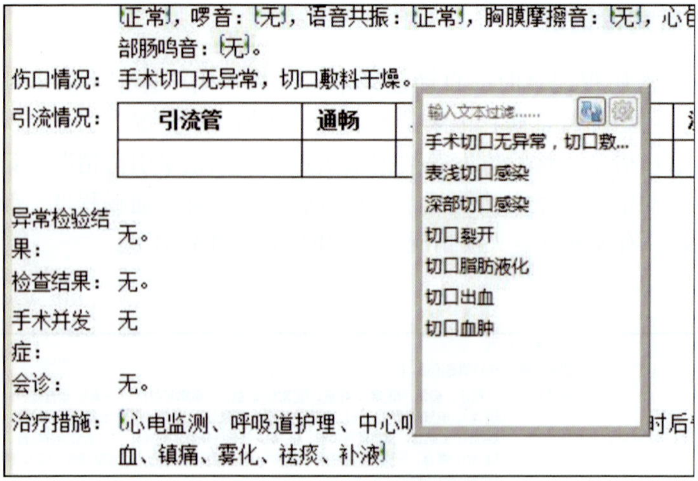

正常，啰音：无，语音共振：正常，胸膜摩擦音：无，心包部肠鸣音：无。

伤口情况：手术切口无异常，切口敷料干燥。

引流情况：

引流管	通畅	输入文本过滤……	深
		手术切口无异常，切口敷…	
		表浅切口感染	
		深部切口感染	
		切口裂开	
		切口脂肪液化	
		切口出血	
		切口血肿	

异常检验结果：无。

检查结果：无。

手术并发症：无

会诊：无。

治疗措施：心电监测、呼吸道护理、中心吸时后血、镇痛、雾化、祛痰、补液

图F3-47 术后病程记录3

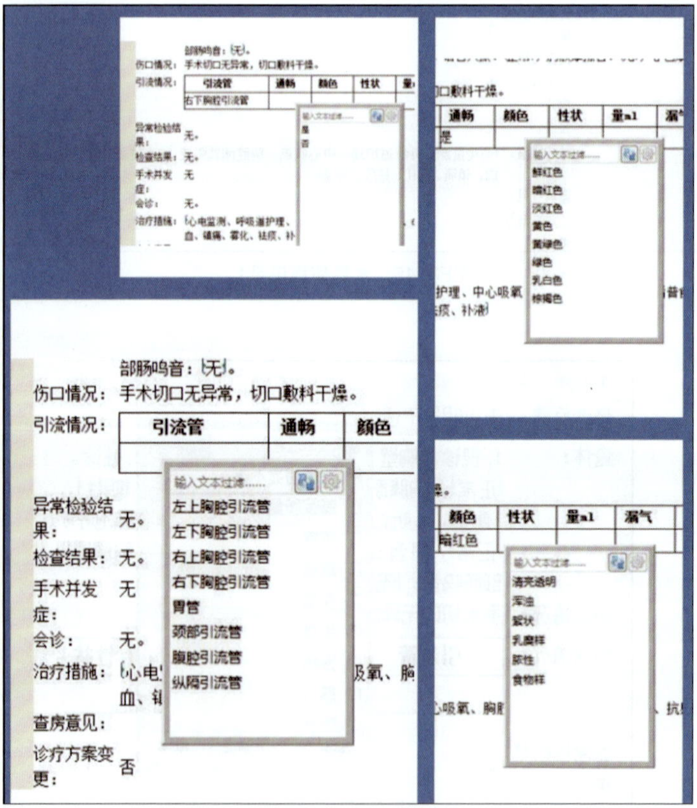

图F3-48 术后病程记录4

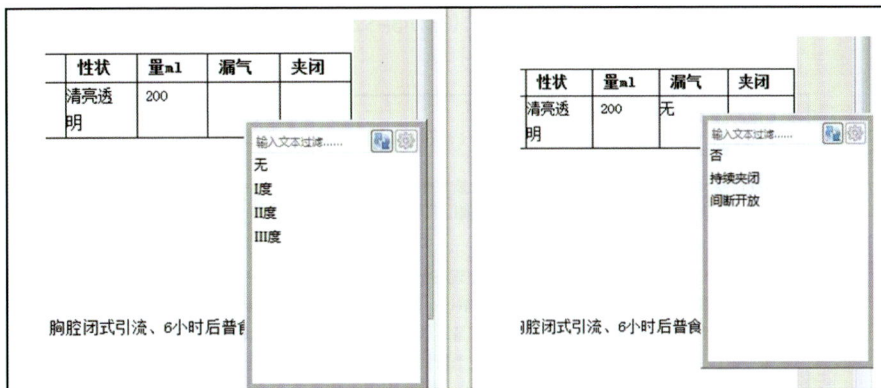

图F3-49　术后病程记录5

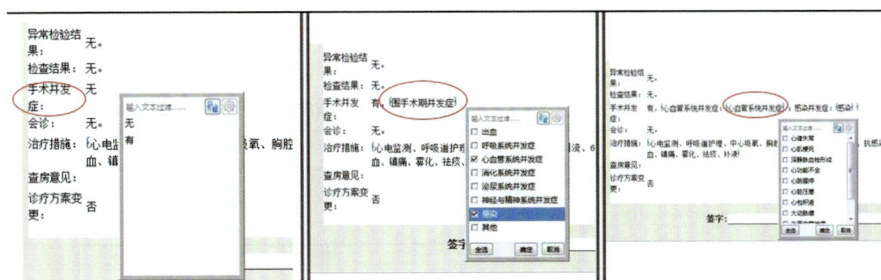

图F3-50　术后病程记录6

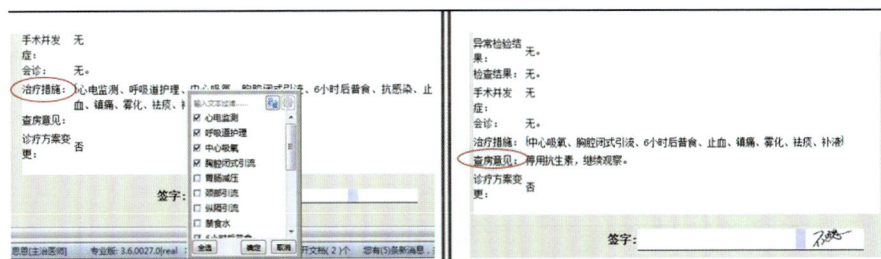

图F3-51　术后病程记录7

十四、出院小结

出院小结"病理诊断"部分，设计标本位置、分化程度、上皮来源、病理分期、有无基因测序数据节点。其中"病理分期"节点选择所有符合病理报告的分期记录。T/N分期细则分解为独立节点，系统自动识别最高分期，并根据最新版指南自动计算病理分期（图F3-52~图F3-57）。

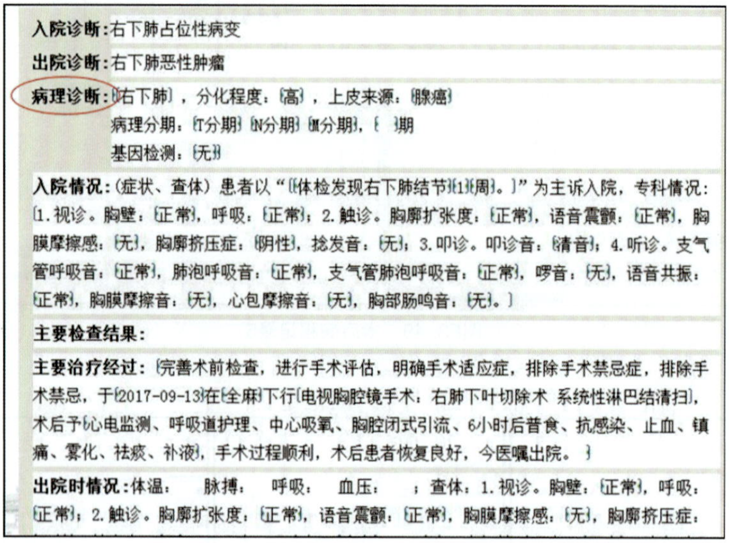

图F3-52　出院小结1

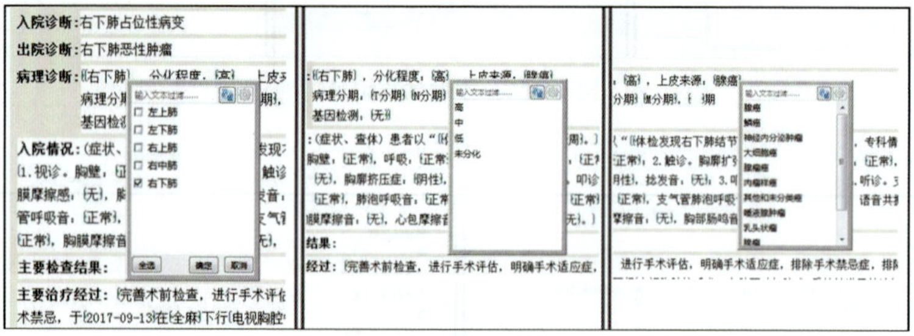

图F3-53　出院小结2

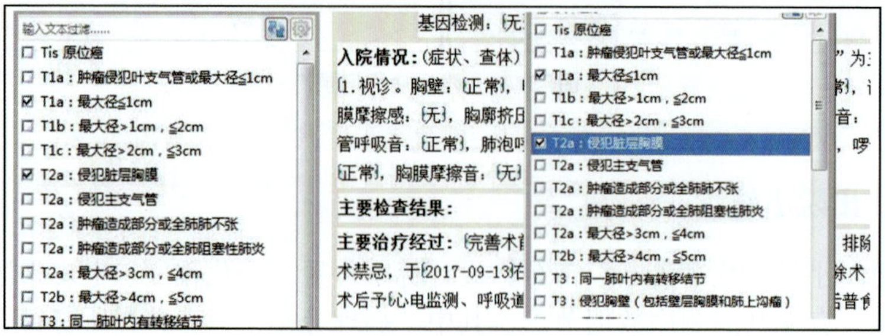

图F3-54　出院小结3

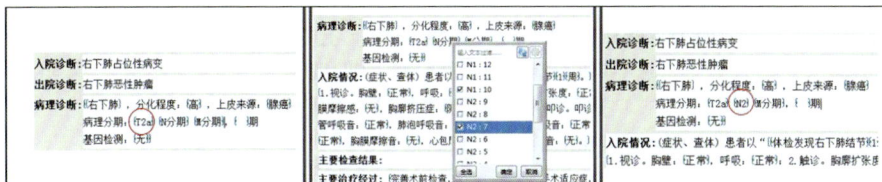

图F3-55 出院小结4

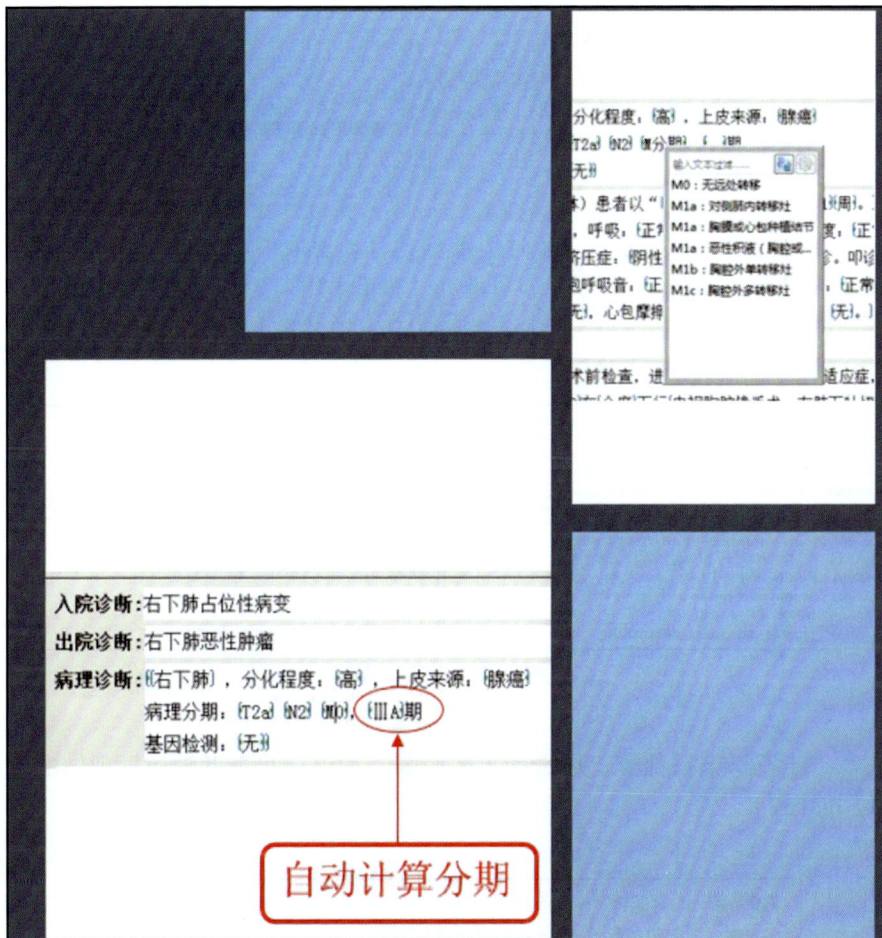

入院诊断:右下肺占位性病变

出院诊断:右下肺恶性肿瘤

病理诊断:[右下肺],分化程度:[高],上皮来源:[腺癌]
病理分期:[T2a] [N2] [M0],[ⅢA]期
基因检测:[无]

自动计算分期

图F3-56 出院小结5

117

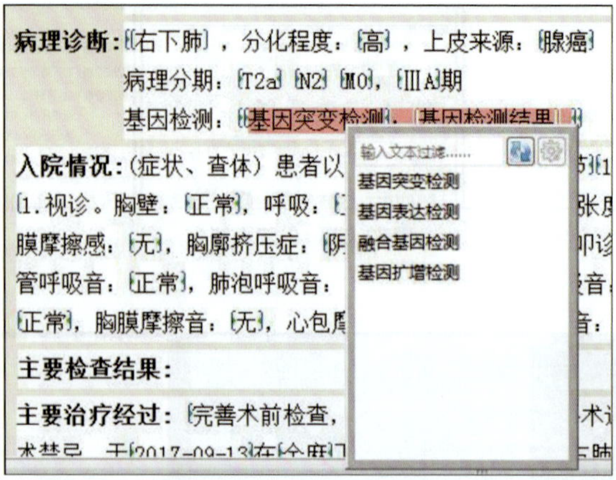

图F3-57　出院小结6

在出院小结"主要治疗经过"部分，自动获取手术时间、手术方式、术后治疗措施。若患者未手术，可选择"非手术病人"，记录未手术的原因（图F3-58）。

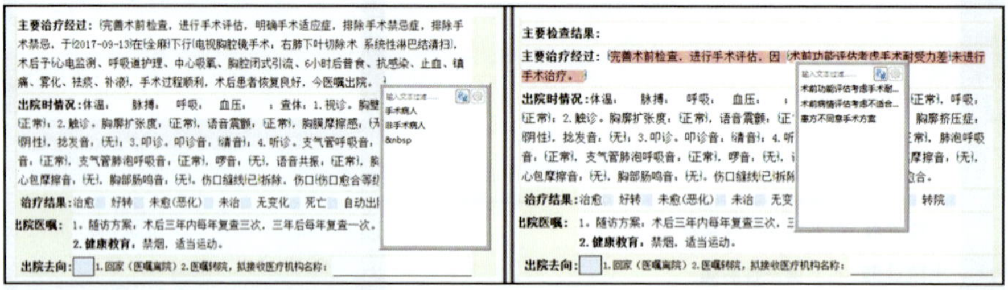

图F3-58　出院小结7

"出院医嘱"部分，可选择出院医嘱，为下一步患者随访管理做准备（图F3-59）。

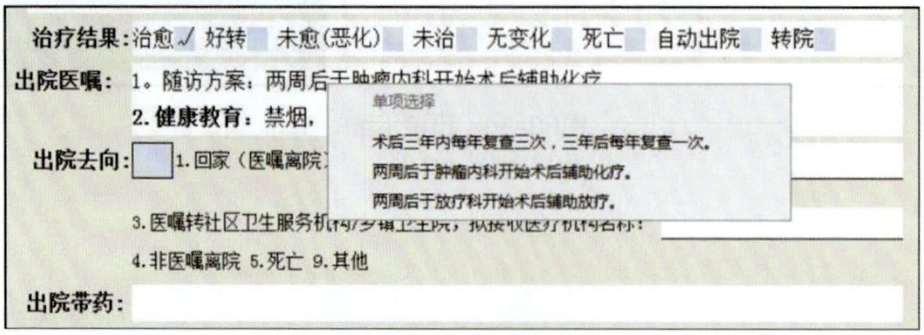

图F3-59　出院小结8

十五、出院病程记录

新建出院病程记录，可自动获取的项目包括：手术到出院的天数、病理诊断、病理分期、基因检测结果、手术并发症、出院诊断、出院医嘱（图F3-60）。

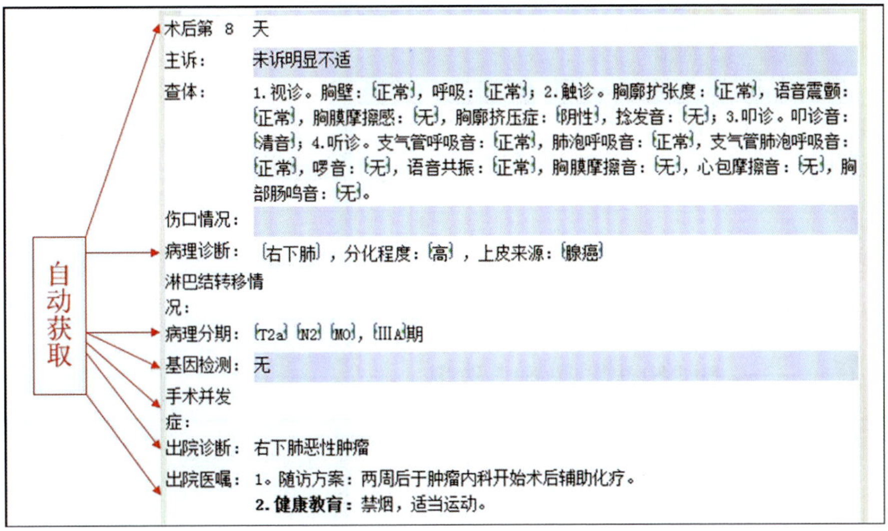

图F3-60　出院病程记录1

伤口情况、病理分期等可根据字典进行选择。淋巴结转移情况、手术并发症等根据出院小结自动获取（图F3-61~图F3-63）。

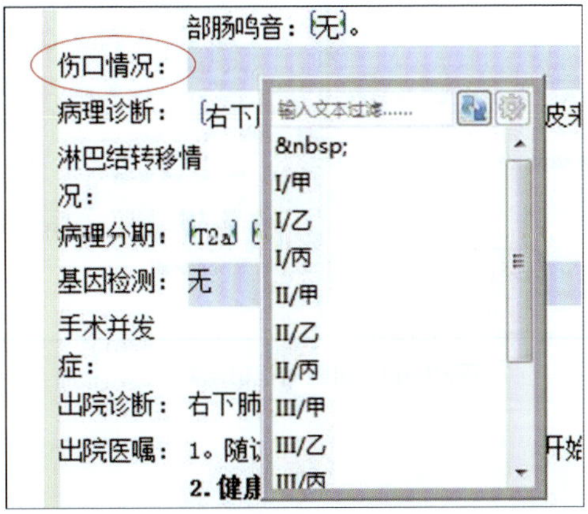

图F3-61　出院病程记录2

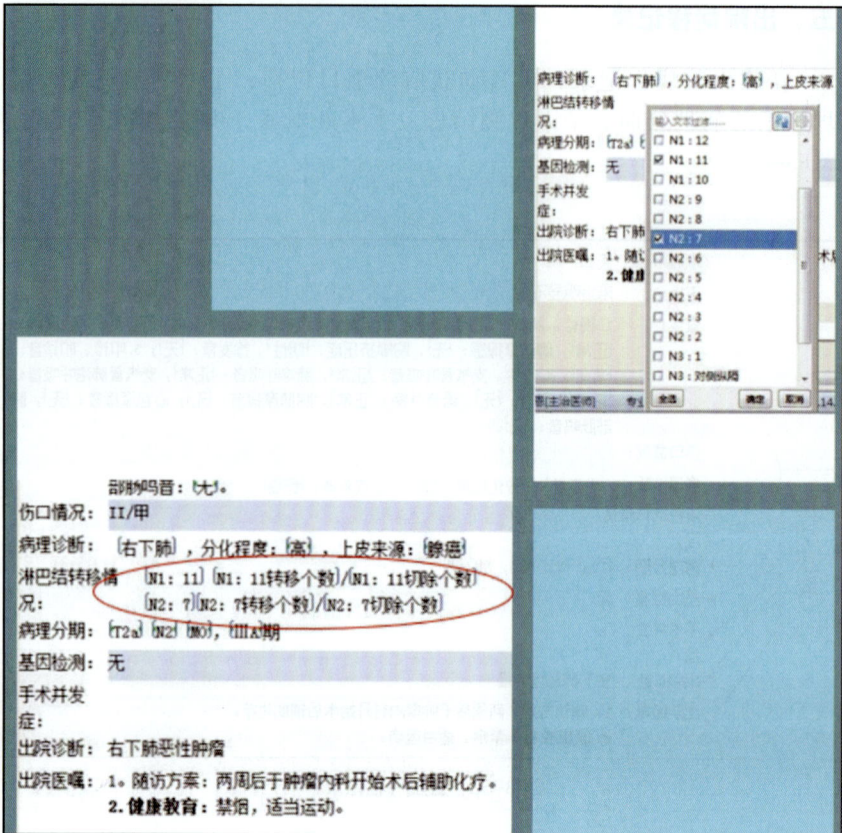

图F3-62　出院病程记录3

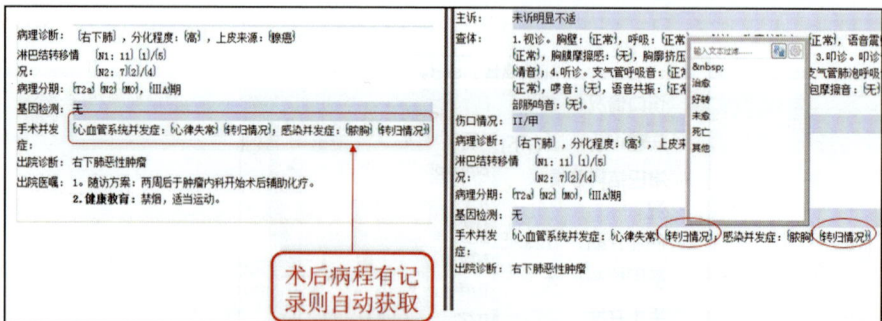

术后病程有记录则自动获取

图F3-63　出院病程记录4

AME JOURNALS

创立于2009年7月的AME Publishing Company（简称AME，代表Academic Made Easy, Excellent and Enthusiastic），是一家崇尚创新、具有国际化视野和互联网思维的医学出版公司。AME拥有专业的期刊运营团队，提供以国际组稿为核心竞争力的全流程出版服务，专注于国际医学期刊、书籍的出版和医疗科研资讯成果的推广，已在香港、台北、悉尼、广州、长沙、上海、北京、杭州、南京和成都等地设立办公室。目前出版了60+本涵盖肿瘤、心血管、胸部疾病、影像和外科等不同领域的学术期刊，已有18本被PubMed收录，13本被SCI收录，出版中英文医学专业图书近百本。

期刊名称：JTD
创刊时间：2009年12月
PubMed收录：2011年12月
SCI收录：2013年2月
影响因子（2018）：2.027

期刊名称：TCR
创刊时间：2012年6月
SCI收录：2015年10月
影响因子（2018）：1.07

期刊名称：HBSN
创刊时间：2012年12月
PubMed收录：2014年1月
SCI收录：2017年6月
影响因子（2018）：3.911

期刊名称：QIMS
创刊时间：2011年12月
PubMed收录：2012年12月
SCI收录：2018年1月
影响因子（2018）：3.074

期刊名称：ATM
创刊时间：2013年4月
PubMed收录：2014年9月
SCI收录：2018年3月
影响因子（2018）：3.689

期刊名称：ACS
创刊时间：2012年5月
PubMed收录：2013年6月
SCI收录：2018年5月
影响因子（2018）：2.895

期刊名称：TLCR
创刊时间：2012年3月
PubMed收录：2014年12月
SCI收录：2018年10月
影响因子（2018）：4.806

期刊名称：TAU
创刊时间：2012年3月
PubMed收录：2015年12月
SCI收录：2018年12月
影响因子（2018）：2.113

期刊名称：GS
创刊时间：2012年5月
PubMed收录：2014年6月
SCI收录：2019年1月
影响因子（2018）：1.922

期刊名称：CDT
创刊时间：2011年12月
PubMed收录：2013年10月
SCI收录：2019年1月
影响因子（2018）：2.006

期刊名称：APM
创刊时间：2012年4月
PubMed收录：2015年3月
SCI收录：2019年1月
影响因子（2018）：1.262

期刊名称：JGO
创刊时间：2010年9月
PubMed收录：2012年7月
SCI收录：2019年2月

期刊名称：TP
创刊时间：2012年7月
PubMed收录：2016年1月
SCI收录：2019年9月

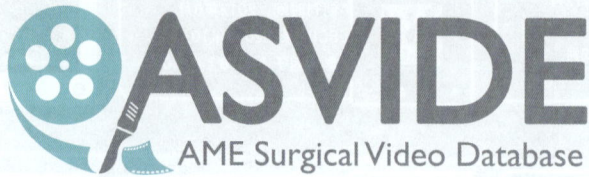